分　水　嶺

ドキュメント コロナ対策専門家会議

分水嶺

ドキュメント コロナ対策専門家会議

河合香織

岩波書店

目　次

＊本文中の肩書は、基本的に当時のものである。
敬称は略した。

装丁＝森　裕昌

新型コロナウイルス感染症対策専門家会議・構成員

（2020 年 2 月 14 日〜7 月 3 日　肩書はいずれも当時）

座　長	脇田隆字	（国立感染症研究所所長）
副座長	尾 身　茂	（独立行政法人地域医療機能推進機構理事長）
構成員	岡部信彦	（川崎市健康安全研究所所長）
	押 谷　仁	（東北大学大学院医学系研究科微生物学分野教授）
	釜 萢　敏	（公益社団法人日本医師会常任理事）
	河岡義裕	（東京大学医科学研究所感染症国際研究センター長）
	川名明彦	（防衛医科大学校感染症・呼吸器内科教授）
	鈴 木　基	（国立感染症研究所感染症疫学センター長）
	舘田一博	（東邦大学医学部教授，日本感染症学会理事長）
	中山ひとみ	（霞ヶ関総合法律事務所弁護士）
	武藤香織	（東京大学医科学研究所公共政策研究分野教授）
	吉田正樹	（東京慈恵会医科大学感染症制御科教授）

座長が出席を求める関係者

大曲貴夫	（国立国際医療研究センター病院国際感染症センター長）	第 1 回〜
今村顕史	（東京都立駒込病院感染症科部長）	第 1 回〜
西 浦　博	（北海道大学大学院医学研究院教授）	第 2 回〜
和田耕治	（国際医療福祉大学医学部公衆衛生学教授）	第 2 回〜
小野寺節	（東京大学大学院農学生命科学研究科特任教授）	第 6 回〜
内田勝彦	（全国保健所長会会長，大分県東部保健所）	第 8 回〜
大竹文雄	（大阪大学大学院経済学研究科教授）	第 8 回〜
鶴田憲一	（全国衛生部長会）	第 8 回
林　基哉	（国立保健医療科学院）	第 8 回
中澤よう子	（全国衛生部長会会長）	第 10 回〜
清古愛弓	（全国保健所長会副会長）	第 10 回〜
木 村　正	（日本産科婦人科学会理事長）	第 11 回

《関係閣僚等》

内閣総理大臣	安倍晋三	内閣官房長官	菅　義偉
厚生労働大臣	加藤勝信	経済再生担当大臣	西村康稔

プロローグ——疱瘡神と乱世

小さな石碑の右半分にだけ雪がかぶっている。

前日から降り続いた新雪は踏み固められておらず、歩く傍《そば》から綿菓子のように足先にまとわりついてきた。

二〇二〇年の年の瀬、押谷仁《おしたにひとし》は、東北大学医学部近くの「疱瘡神」と書かれた石碑に手を合わせていた。七〇センチほどの尖《とが》った石で、目も口もなく、神様だとは思わずに見過ごしてしまいそうな小さなものだ。

「疱瘡《ほうそう》とは多くの命を奪った天然痘のことです。なぜそんな忌み嫌われるようなものを神として祀《まつ》ってきたのでしょうか」

新型コロナウイルスの特徴をつかみ、日本独自のクラスター対策を導き出した押谷はそう言うと、石碑の先に何かがあるように眺め続けている。

一年前の大晦日《おおみそか》、中国保健当局は、武漢市の華南海鮮卸売市場で確認された急性呼吸器疾患の集団発生について、世界保健機関（ＷＨＯ）に最初の報告を行った。そしてＷＨＯがこの原因不明の肺炎事例を発表したのは年明け一月五日となる。

国境を越えて広がるリスクのある感染症など国際的な公衆衛生上の脅威が発生した場合は、国際保健規則にのっとり、検知から二四時間以内にＷＨＯに通告しなければならない。世界各国に国家連絡窓口が置かれ、ＷＨＯは「二四時間三六五日」いつでもアクセス可能な状態を求めていた。

だが、その肝心のＷＨＯが報告を五日間も周知しなかった。

「クリスマス休暇のために公表が遅れたのではないか」

初動が遅れたことは今でも悔やまれると押谷は呟《つぶや》いた。日本で最初の患者が確認されたのは一月一五日。武漢で一月三日に発症し、六日に日本に帰国した事例だった。

「早期に発見できれば、ＳＡＲＳ《サーズ》のように封じ込められるのではないかと最初は思った。ところがこのウイルスはまったく違った」


疱瘡神のことは、一五年ほど前から大学の講義で話してきた。

「昔は天然痘にかかっても、できることが何もないから神に祈るしかなかった」

これまではそう説明してきたが、新型コロナウイルスに対峙《たいじ》するようになり、疱瘡神にはもっと深い意味が込められていることを理解した。

「日本は疫病を神として崇《あが》め受け入れることで鎮めてきました。ここ仙台には蒙古碑と呼ばれる、鎌倉時代に日本を攻めてきた元寇《げんこう》の碑もあります。自分たちを襲来する相手も排除しなかった。善か悪か、是か非の二項対立にせず、それらにいったん鎮まってもらい、共に生きていこうと考えてきました」

一方、欧米では徹底的に異物を排除しようとした。そういう考えのもとでは、体の中に未知のウイルスが存在することを許容できないのではないかと押谷は考えた。

ウイルスをいったんは受容するこの考えは、徹底的な検査や制圧をすべきだと主張する専門家とは大きな対立を呼んだ。その批判の嵐の中で、押谷は宮崎駿監督の「もののけ姫」を感染症のメタファーとして再発見したという。日本中世のタタラ場（製鉄場）と森を舞台とするこの映画では、登場人物たちが口を布で覆っていた。

「文明の発展と引き換えに、人類は何を失ってきたのでしょうか。冒頭シーンで、エミシの村に住む少年アシタカは襲いかかるタタリ神に『鎮まりたまえ』と言います」

命を奪うのではなく、鎮まってもらおうとする。だが、村人を助けるためにタタリ神を殺してしまったアシタカの右腕には、死の呪いである瘢痕《はんこん》ができた。押谷はこれを疱瘡神と同じ、天然痘のモチーフと受け取り、森を破壊した業により疫病が取り憑《つ》いたのだと捉えた。

疫病を鎮めることと人間の活動との折り合いはどうつけられるのか。

一度目の緊急事態宣言の解除時に、安倍晋三首相は「日本モデル」の成功を高らかに謳《うた》った。

日本モデルの柱は、「密閉・密集・密接」の3密回避やクラスター対策である。それらの地図を描いた一人である押谷は、「日本モデルだなんて言ってほしくない」と語気を強める。

「日本は何度もチャンスがあった。それを幾度も逃してしまったからです」

チャンスを逃したのはこのウイルスが出現してからのことだけではない。度重なる震災の時も、SARSや新型インフルエンザのパンデミックの時も同じことを言い続けてきた。保健所や自治体の機能強化や人員の拡充、PCR検査能力の強化、リスクコミュニケーション……。押谷だけではない。感染症対策に関わる多くの人が繰り返し提言したが、それでも変わることはできなかった。

喉元すぎれば人はすぐに忘れてしまうことは、鴨長明《かものちょうめい》『方丈記《ほうじょうき》』にもこう書かれている。

〈すなはちは、人みなあぢきなき事をのべて、いさゝか心の濁りもうすらぐと見えしかど、月日かさなり、年経《へ》にしのちは、ことばにかけて言ひ出づる人だになし〉

平安末期から鎌倉時代初めの天変地異を綴る『方丈記』は、「ゆく河の流れは絶えずして、しかも、もとの水にあらず」という書き出しが有名なために一般的に世の無常を描いたものだと思われている。しかし、一日で一〇万人近くが亡くなったともいう東京大空襲の最中、自らの経験から堀田善衞《よしえ》が『方丈記』を再発見した『方丈記私記』(ちくま文庫)によれば、実はそのような生ぬるいものではない。度重なる地震、津波、火災、竜巻などを体験した長明は、現場に出向き、鋭い「トゲ」を突き出したままリアリティを持って冷徹なまでに時代を見据えた。つまり、『方丈記』の無常観の実体は、政治への関心と歴史の感覚だった。

宮崎駿は『方丈記私記』を自分にとって大切な作品とし、映画化も考えたと打ち明けている（宮崎他『堀田善衛を読む』集英社新書）。そして、乱世は戦争中に空襲を受けて十何万人が亡くなったり原爆が落とされたりということだけではなく、今の時代に至るまで続いていると述べている。そうであれば、パンデミックの世界は、歴史と政治と科学の間に揺れ動く、まぎれもない乱世とも言える。

押谷も、科学はそれだけで独立しては成り立たず、人間の営みや思いの中に実現すると考えていた。だからこそ、政治への関心と歴史の感覚を研ぎ澄ませなければならないことを体に刻み込んできた。

「なぜこれほどウイルスが世界中に広がったのか。弱者が犠牲になり、社会的にも苦しい立場に追いやられている。それはウイルスだけのせいなのでしょうか」

この感染症がパンデミックになったのは、人間の傲慢《ごうまん》さが背景にあると押谷は言う。人と自然が距離を失うと、通常は曝露《ばくろ》するはずのない動物のウイルスに人が感染し、それがまたたく間に世界中に広がっていった。効率化を追求すること、そして足元を見ないままのグローバリズムは人を幸せにしたのか。

人間ができること、できないこと、すべきこと、そしてすべきではないことは何かを、押谷はこの一年間考え続けてきた。そして、これらを考えることはウイルス対策の戦略を考えることと深く関わっていると言う。なぜなら、ウイルスは単なる微生物ではなく、社会のありようを映す鏡だからだ。

「SARSの時にもしかして社会が変わるかと期待したのですが、あのウイルスはそこまで強くはなかった」

近いうちに必ずまた大きなパンデミックは起きるだろう。その時にはこれくらいでは終わらず、取り返しのつかない被害になるかもしれない。

「すぐにでも、新型コロナウイルスで苦しむ人を減らしたい。けれども、苦しみに耐えるだけで終わってほしくありません。これが社会が変わることができる、最後のチャンスだと思っています」

〈信じられない、
信じられない、
というのがどこもかしこも焼け跡だけの焼け跡を風に吹かれて歩きながらの私の呟きであった〉
（『方丈記私記』）

この一年は信じられないことの連続だった、と押谷は言う。感染症だけではなく、危機管理の基本は想定外の事態に備えることだと繰り返し強調してきた。それでも、感情が振り回されるジェットコースターのようだった。

だが、押谷は疱瘡神を見据えた。

「でも僕はこのウイルスの持つ力、社会を変える力を信じています。世の中を変えてくれるきっかけになってほしい。まだ日本は戻ることができる、分水嶺に立っている」

日本が逃してきたチャンスとは何だったのだろうか。

本書では、押谷もその一員であり新型コロナウイルス対策の初期対応を方向づけた、新型コロナウイルス感染症対策専門家会議の発足から廃止までの約五カ月を振り返る。未知の感染症に手探りで対処しようとした専門家たちは何を議論してきたのか。目的は一つであっても、専門知も異なれば、社会観も異なる。そして、政治や行政との連携のあり方、大きな影響の出る市民生活についてはどう考えていたのか。

専門家たちの視点を核に、政治や行政の声も合わせ、「乱世」の記録を描いてみたい。

第1章
未知のウイルスを前に

2月3日~24日

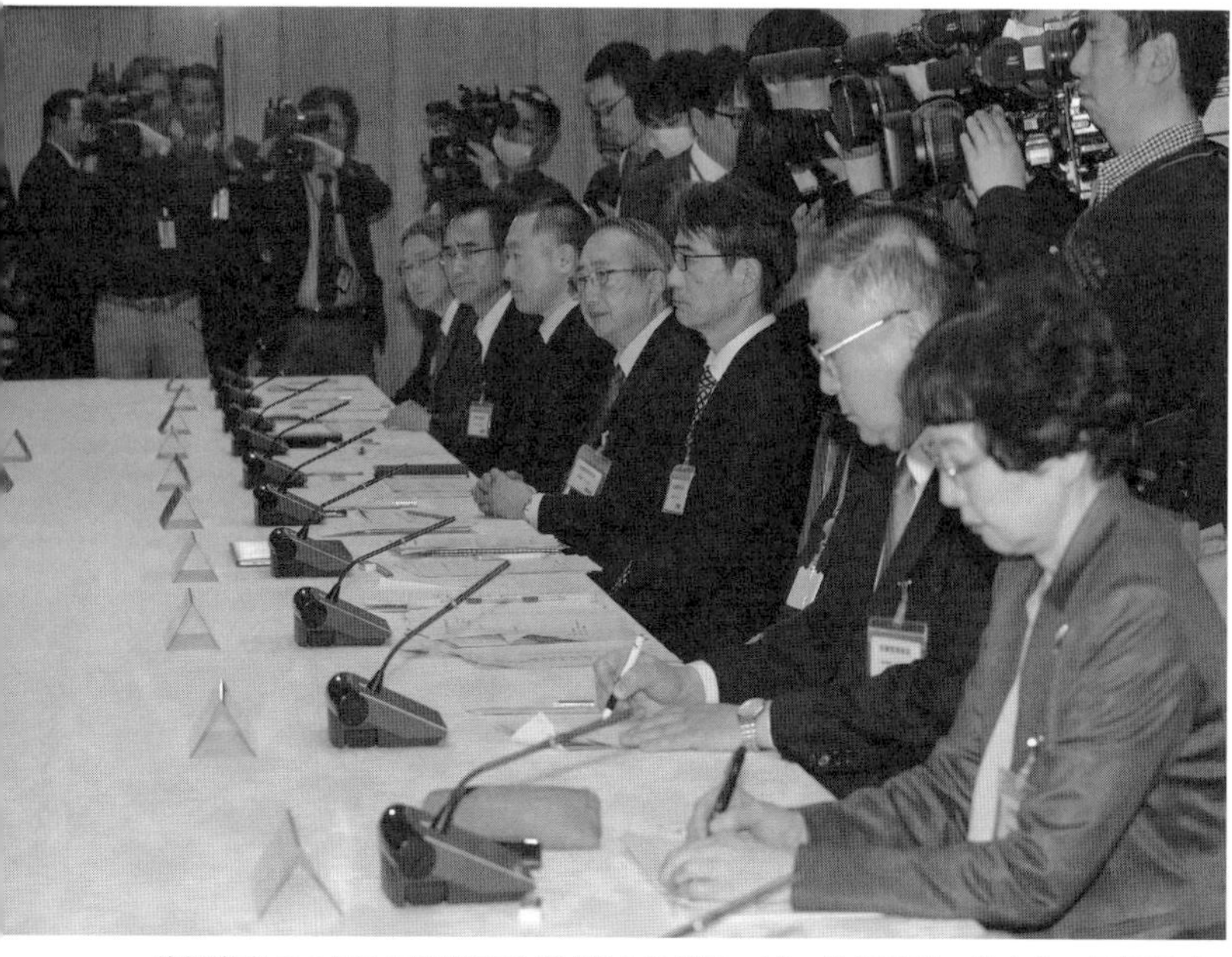

首相官邸での第1回専門家会議(奥より舘田一博，川名明彦，鈴木基，岡部信彦，脇田隆字，(尾身茂)，釜萢敏，中山ひとみ各氏．写真：時事通信社)

それぞれのルビコン川

暗闇の中では、川の全容はわからない。

あとになってみれば、ルビコン川は川幅が二、三メートルほどの思いのほか小さな川だと言うことは容易だ。だが、覚悟をもって水に飛び込んでみなければ、それを知ることはできない。

新型コロナウイルス感染症対策専門家会議の副座長で、その後新型コロナ対策分科会会長を務める尾身茂《おみしげる》は、専門家会議が発足してすぐに「ルビコン川を渡った」と言った。

「このメンバーには羅針盤がなかった。つまり、国から頼まれもしないのに、専門家独自で見解を発表したり、会見をするなんて普通はやらないわけです。だが、我々は政府に嫌われてもなお、ルビコン川を渡ろうと思った」

二〇二〇年二月初旬、未知のウイルスに感染した乗客の存在が判明したダイヤモンド・プリンセス号が、横浜沖に停泊させられたまま、乗客や乗員、医療関係者に感染を拡大させていた。その恐怖の最中の二月一六日、突如出現したかに見えた専門家会議は頻繁に独自の「見解」や「状況分析・提言」を出し、記者会見をして注目を浴びた。

しかし回数を重ねるうちに、専門家が対策を助言しているのではなく、決定しているかのような誤解が広がっていく。政府の政策決定プロセスが見えず、さらに専門家会議の議事録が公開されないこともあり、自分たちの命に関わる重要な決定から疎外された思いを感じ始める人も増えていった。そして本来は対策を決定する立場にない専門家会議が、批判の矢面《やおもて》に立たされることになる。

「最初から専門家の意見が政府によって一〇〇パーセント採用されたことはありませんでした。例えば、保健所が機能不全に陥っているとか疲弊しているから強化してくださいと政府に幾度も提言してきましたが、我々は実行を命令できる立場にありません。専門家が対策を決めて、実行にも責任を持っているというイメージがあるかもしれませんが、それはなかった」

どうしてそのような誤解が生まれたのか。専門家会議は専門家としての矩《のり》をこえたのか。専門家は羅針盤がないまま手探りで何をしようとしてきたのか——。

＊

その日、電話に出たのは偶然であった。

東北大学大学院医学系研究科教授の押谷仁は集中力を中断されることを嫌い、仕事中に電話がかかってきてもめったに出ることはない。教授室のすぐ隣にいる秘書とのやりとりさえメールで行っていた。そもそも普段からほとんど研究室にいることはなく、たいてい国内外での調査や会議のため不在にしていた。

二月三日の朝九時過ぎにかかってきた電話の相手は、厚生労働省の者だと名乗り、手短に説明した。

「本省に新型コロナ対策のアドバイザリーボードができることになったので、ぜひ委員をお願いします」

中国・武漢で発生した新しいコロナウイルスについて、押谷はパンデミックになるという危機感を募らせていた。これはすぐに日本でも感染拡大するだろう。専門家組織を作る動きは遅すぎるくらいだ。しかし、自分には声がかからないと考えていた。押谷は自らのことを「空気を読まない」人間と捉え、穏便にまとめたい役人にとっては危険人物でもあろうと感じていたからだ。

押谷は一九五九年生まれ、都立青山高校時代から山岳部で活動しながらも、二浪と一留をする迷いの学生時代の末に、東北大学で医学を修めた。その後、国際協力事業団（JICA）の専門家としてザンビアに赴き、感染症対策には公衆衛生学が必要だと感じ、テキサス大学に留学。WHO西太平洋地域事務局で感染症対策アドバイザーとして、最前線でSARS制圧に携《たずさ》わったことで知られる。

それらの経験からすると、日本政府の対応はのんびりしすぎていて、「対岸の火事」として捉えているように押谷には思えた。かつての新型インフルエンザ等対策有識者会議の議事録を見ても、押谷は政府の問題点を厳しく指摘している。今回の専門家会議でも、ある官僚から

「今度は文句ばっかり言わずにちゃんと働いてくださいよ」と釘《くぎ》を刺されたこともあった。

それでも押谷は考える間もなく、専門家組織への参加を即答した。このままでは日本の感染拡大は食い止められず、日本を含めてアジアの国々がドミノ倒しに倒れてしまうのではないかという危機感からじっとしているわけにはいかなかった。

押谷は受話器を置くと、パソコンに向かって「新型コロナウイルスに我々はどう対峙すべきなのか」と打ち込んだ。潜伏期間や発症初期には感染性がほとんどないSARSやエボラウイルスと違って、発症者を徹底的に見つけ出して隔離する戦略はこのウイルスにはどうやら通じない。中国でも当初はそのような対応をしていたが、見えない感染連鎖が広がり、気づいたときには手のつけられない状態だったのが実情だと考えていた。

SARSの戦略が通じないなら、ではどうすればいいのか。まだ戦略は見えていない。押谷は暗闇の不安をこう書き綴った。

〈我々は現時点でこのウイルスを封じ込める手段を持っていないということが最大の問題である。日本でも「見えない」感染連鎖が進行している可能性が現実のものとなりつつある〉

＊

東京メトロ南北線の白金台駅を地上に上がるとすぐに、時計台のある荘厳な建物が目に飛び込んでくる。安田講堂を設計した内田祥三《よしかず》の「内田ゴシック」と呼ばれる様式で、関東大震災のあとに東京帝国大学附置伝染病研究所本館として建設された。改組により東京大学医科学研究所となったこの敷地奥にある武藤香織の研究室が、のちに専門家会議のメンバーが毎週のように夜遅くまで激論を交わした会場となる。

だが、武藤もまた、押谷とは別の意味で「なぜ私が」と戸惑う二月三日の朝を迎えていた。

武藤のところにも朝九時過ぎに、知り合いの厚労省職員から「アドバイザリーボードを立てるので入ってください」という短い電話がかかってきた。

武藤は一九七〇年生まれ、小学校から高校までカトリックの女子一貫校で育ってきた。ミュージシャンを目指していた慶應義塾大学時代に、体調不良により病院での検査が幾度も続いたが、医師からは何の説明もない。不審に思った武藤が病名を尋ねると、医師は声を荒らげて死に至る可能性のある病名を口にした。結局は誤診であり、感染症だった。その時の怒りを原動力に医療社会学を志し、新しい科学技術が導入される際のＥＬＳＩと呼ばれる倫理的・法制度的・社会的課題の研究を行ってきた。日本ではまだ馴染みのなかったこの分野の研究を切り開き、四三歳の時に東京大学教授に就任した。

だが感染症に関しては、セックスワーカーのＨＩＶ予防に関する疫学調査の研究班に入っていた経験があったくらいで、論文を発表したこともなかった。この危機に自分がどんな役に立てるかわからなかったが、それでも「承知しました」と受話器を置いた。

武藤はそれまでゲノムやがんにまつわる政府の審議会の委員を務めてきたが、今回は何もかもが違っていた。電話を切るとすぐに届いたメールには、「早速、委員会を開催しますので今週の予定を教えてください。手続きが間に合わないので委嘱状はあとになります」という内容が書かれていた。通常は委嘱状の手続きと並行しながら、長い期間をみて日程調整するものだ。今すぐ専門家の知見を結集しなければならないという切迫感が伝わってきた。

厚労省アドバイザリーボード

同じ二月三日、ダイヤモンド・プリンセス号が横浜の大黒埠頭《ふとう》に到着した。その二日前に、香港で下船した乗客の感染を香港政府が発表し、日本に向かっていたこの船に対し、どのように対応するかが日本政府の喫緊《きっきん》の課題となっていた。二月一日、日本政府は新型コロナウイルス感染症を、危険度が五段階のうち二番目に高い二類相当の指定感染症に指定。症状のある者のみならず、無症状者も含めて入院・隔離をさせることができるようになった。武漢からのチャーター便帰国者に注目が集まっていたが、中国だけの話ではない段階に突入しようとしていた。

「専門家にアドバイスをもらったほうがいい」

医師免許を持つ厚生労働省医系技官である正林督章《しょうばやしとくあき》は、二〇〇九年に新型インフルエンザ対策推進室長だった経験から、専門家組織の必要性を上司の鈴木康裕《やすひろ》医務技監に進言した。正林は環境省大臣官房審議官だったが、感染症対応の知見を買われて、厚労省に呼び戻されていた。

「じゃあ、ちょっと人選してくれ」と言われ、正林は新型インフルエンザの時の専門家を中心に、数名の専門家のメンバーを提案した。

だが、正林はそのままダイヤモンド・プリンセス号の感染症対策のために船内で一カ月ほど生活し、支援チームの陣頭指揮をとることになる。三七一一人もの人が乗り込んでいた閉鎖空間で、最終的に感染者数は七一二人に上った。

船の中にも、アドバイザリーボードができたとの情報は入ってきたが、メンバーに関する情報は来ていなかった。そして船を下りる頃に、ようやくメンバーが当初想定していたリストの倍、新顔も含んだ一二人になったことを知った。

アドバイザリーボードに加わる返事をした押谷や武藤のもとには、その週に開かれる予定の第一回の会議を待っていては対策が間に合わないということで、厚労省から「添付ファイルの内容についてご意見ください」という相談メールが矢継ぎ早に届き始めた。クルーズ船だけではなく、患者の入退院基準や検査対象についても問い合わせがあり、その範囲は広がっていく。感染症の専門家ではない武藤が恐る恐る初めて返信をしたのは、「PCR検査を優先すべき対象は高齢者や基礎疾患のある人でいいか」という問い合わせに対して、「基礎疾患の定義はさまざまで、どんな人かわかりづらいので、例が必要ではないか」という一文だった。

初回の会議は、四日後の二月七日だった。武藤は他の構成員に誰がいるかも聞かされておらず、「座長は国立感染症研究所の脇田所長」としか知らなかった。不安な気持ちで参加してみたが、よそ者である自分が知る顔はない。会議では、やけに声が大きい人がいたことが印象的だった。あとになって考えれば、その人が尾身茂副座長だった。

尾身は武漢の都市封鎖が一月二三日に行われた時すでに、日本での感染拡大は時間の問題だと思い、専門家組織が必要だと非公式に政府に訴えていた。

尾身は一九四九年生まれ、自治医科大学卒業後に離島での僻地医療を経て、公衆衛生学のエキスパートとしてWHOで活動し、ポリオを根絶させたことで知られる。一九九九年からWHO西太平洋地域事務局長を一〇年務めた。日本帰国後すぐの二〇〇九年に、新型インフルエンザのパンデミックが起きて、当時の麻生太郎首相から対策にあたってほしいという手紙を受け取り、新型インフルエンザ対策本部専門家諮問委員会の委員長を務めた。

今回の新型コロナウイルスには発生当初から、大きな危機感を持っていた。というのも、WHO西太平洋地域事務局長としてSARS制圧を指揮した際の経験から、中国という国は初動は遅いし、情報もなかなか出そうとしないが、やらなくてはいけないと覚悟を決めた時の対応は別の国のように迅速だと知っていたからだ。

二〇〇二年一一月に中国・広東省に端を発したSARSはまたたく間に世界中に伝播したため、翌年四月二日に尾身はWHOとして香港と広東省への渡航延期勧告を決定した。それまで中国は、WHO専門家チームの現地派遣や情報開示も拒んでいたが、いざやるとなったらたった二週間ほどで一八〇度態度を変えた。国務院衛生部長（厚生大臣）と北京市長を解任し、積極的に情報開示をして感染の抑え込みに協力した。つまり、そのような考え方をする中国があそこまでの激しい封鎖を行うのだ。その時点でわかっている数十倍、数百倍の感染者が必ずいると尾身は推測した。

そうしてようやく、厚労省に新型コロナウイルス対策の専門家組織であるアドバイザリーボードが設置された。しかし、そのありようは尾身が考えていたものとは異なり、役所から問いかけられる課題に専門家が答えるだけの受動的なものであった。このままの形では、国内での感染爆発を食い止めることができないというフラストレーションが高まっていった。

＊

ここに、これまで公表されたことのない文書がある。二月一三日に尾身の名前で厚生労働大臣あてに送られたもので、「アドバイザリー・ボードメンバーからの新型肺炎対策（案）」と名づけられたA４用紙六ページにわたる文章だ。

クルーズ船の乗客は感染リスクが高い状態にあり、速やかにPCR検査を実施して下船させるべきという提案に加え、我が国でサーベイランスが開始された一月一〇日より前から感染者が日本に入国しており、この時すでに国内で感染伝播が起こっている可能性が高いと分析。

そして、感染者は感染症指定医療機関で受け入れるだけではなく、感染拡大期への備えとして呼吸器感染症を診療できる一般医療機関の診療体制の準備が必要だと述べている。さらにPCR検査については、「国内キャパシティーを強化し、肺炎を疑われる例に実施が原則」と検査能力の強化を訴え、渡航歴にかかわらず、「検査の必要性などにつき現場の医師の判断を尊重すること」とした。

また、「国民への情報提供のあり方」という項目も設けられ、「リスクコミュニケーションの観点から戦略的に行うこと」とし、次のように書かれている。

原則1　毎日の感染者数などの断片的情報だけでなく、一般の人々に全体像（含：良い点、心配な点、分からない点）が理解できる説明が求められる。

原則2　状況が変化した場合には、その都度可及的速やかに、以下の項目を網羅する形で全体像をわかりやすく説明すること。

「以下の項目」として、感染と流行状況の理解や受診と予防について、学校、職場、地域の人々に理解してもらいたいこと、さらには国の対策の概要や検査、治療薬について、最後にはこれからの見通しを挙げている。

この文案を尾身は前日にアドバイザリーボードのメンバーに送信し、皆の意見を集約して大臣に送った。そのたった一日間で重ねられた改稿は一〇回に及ぶ。これがその後の「前のめり」発信の原点となる。

複数の関係者からこの文書の存在を聞いたことを伝えると、尾身は当時を振り返ってこう述べた。

「専門家としてというような偉そうなことではなく、野球選手は球が来たらバットを振るようなものですよ。このままでは大変なことになるという危惧があった。そういう思いを持っているのに、知っていることを言わないのは、専門家としてという以前に、一人の人間としていかがなものかという気持ちがありました」

尾身は、このように動くことで自分は政府にとって目障《めざわ》りな存在になるかもしれないと考えていた。

専門家会議発足

大臣あてに尾身が文書を発信した翌二月一四日、内閣官房新型インフルエンザ等対策室から「アドバイザリーボード先生各位」というメールが一斉送信された。

〈この度、政府の新型コロナ対策本部の下に、新たに「新型コロナウイルス感染症対策専門家会議」を設けることになりました。厚生労働省のアドバイザリーボードのメンバーの皆様に

は、専門家会議の構成員として、ぜひ引き続きご尽力を賜れますと幸いです〉

突然、十分な説明もなく、厚労省のアドバイザリーボードのメンバーはそっくりそのまま、内閣官房のもとでの専門家会議に移ることになったのだ。

アドバイザリーボードから専門家会議になった第一回の会議は、二月一六日に開かれた。この日は安倍首相の挨拶があるために会議は首相官邸で開かれたが、二回目以降は厚労省での開催に戻った。専門家会議は内閣官房に設置されながら、会議の場所も事務局も厚労省によるものだった。このような組織のあり方の混乱は、政府と専門家の関係の難しさの一因にもなっていく。

押谷は、「会議体を厚労省から内閣官房に移したことに無理がある」と感じた。どうして移ったかについての説明はなかったが、新型インフルエンザ等対策特別措置法に基づく緊急事態宣言を見据えてなのかもしれないと思った。

押谷は、第一回の専門家会議には海外出張のため参加していない。フィリピンのマニラからスカイプをつなごうと思ったが、回線状況が悪く、とても参加できたものではなかった。だが、このフィリピンでの経験が、押谷が描いたコロナ対策戦略に決定的な意味を持つ。

＊

押谷はこの日、マニラにあるフィリピン保健省を訪れ、その後ＷＨＯの西太平洋地域事務局に向かった。そこで押谷が流行初期の最大の謎だと思っていたことを、西太平洋地域事務局長である葛西健《かさいたけし》に切り出した。

「前向きに接触者調査をやっても、全然感染者が出てこないんです」

「前向きの接触者調査」とは、確認された感染者の濃厚接触者を探し出して徹底的に検査し隔離する対策で、押谷はSARSの時にWHOでこの戦略を描き、制圧に成功していた。押谷はその前の週に、研究のためシンガポールに行っていたが、現地の保健省担当者とコロナ対策について話した時にも同じ感触を得ていた。

葛西は言った。

「実はうちで見ている結果も同じなんです」

その時に、押谷はこのウイルスの重要な特徴、多くの人は誰にも感染させないが、例外的に一人が多数に感染させる例がある可能性に気づいた。そう考えなければ、流行が起きている理由の説明ができない。このことはのちに実証されるのだが、まだエビデンスはなかった。なぜあの時点でわかったのかと尋ねると、押谷は「簡単な算数の問題」だと言う。

「基本再生産数といって、感染が広がったことのない集団で一人の感染者が平均で何人に感染させているかの数字がありますが、それが一を超えないと流行が起きない。多くの人が誰にも感染させていないのに流行が大きく広がっているということは、一部に多くの人に感染させる人がいないと算数として成り立たない。ただそれだけのことです」

ということは、多くの人に感染させる集団、クラスターを起こさないようにする、あるいは発生したクラスターを探して感染源をつぶしていくことが対策になる。クラスターとクラスターが連鎖しなければ、大きな流行にならないはずだ。これが「クラスター対策」と呼ばれることになる。そのためには「後ろ向きの接触者調査」、つまり過去二週間の行動履歴を聞き取り、共通の感染源を見つけなければ、いくら前向きに濃厚接触者の調査をしても感染は抑えられない。

押谷は一七日、マニラ時間の早朝五時すぎに、研究者仲間にメールを書いた。

「この対応はかなり複雑で難しいです。新型インフルエンザであればこの段階できっぱりと封じ込めから被害軽減に移行できるのですが、まだ小さな感染連鎖であれば封じ込めが可能なものもあります。鍵になるのは接触者調査でほとんど感染者が出ていないことです。一方で、一〇人程度の感染者が見つかるようなクラスターが見られています。SARSの『スーパースプレッディング・イベント』とは少し違いますが、『セミ・スーパースプレッディング・イベント』とでも言うべき感染様式です」

SARSの時にはある環境で特定の人が著しく二次感染を生み出す「スーパースプレッダー」という言葉が広がったが、人に焦点をあてるとスティグマや差別につながりかねないために、「イベント」と公衆衛生の世界では呼んでいる。この概念を一般に説明するのは難しいため、感染者のかたまりを便宜的に「クラスター」と呼ぶことにした。

「これは東京だけではなく、感染連鎖を可視化できているシンガポールや香港でも同様です。こういうことがないと接触者調査で感染者が出ないのに感染拡大が起こることを説明できません。東京の最初のクラスターはたぶん渡航者へのリンクが追えているのだと思いますが、仮にリンクの追えないような例が出ても、その先にセミ・スーパースプレッディング・イベントがなければ感染連鎖はつながらなくなります」

早朝にもかかわらず、すぐに北海道大学大学院医学研究院教授の西浦博から「私も同じことを考えていました」という返事が来て、一人あたりが生み出す二次感染者数のバラつきが大きそうであることを同じ感覚で共有していたと押谷は言う。かつて西浦が香港大学に在籍していたとき、押谷はパンデミック対策の相談で香港まで会いに行ったこともある関係だった。

押谷は、尾身にも即座に連絡した。尾身は押谷の話の要点を理解し、これこそがこのウイルスの最も重要な特徴であると確信した。

市民への説明

二月二〇日の夜、武藤はメールの送信ボタンをクリックするまでに何度も躊躇《ちゅうちょ》した。

翌々日から令和初めての天皇誕生日を挟む三連休に突入する。東京マラソンの一般参加が中止になった一方、保育園などの小規模イベントも取りやめになっている。政府はイベント主催者に対して細かな説明もないまま、「感染の広がり、会場の状況等を踏まえ、開催の必要性を改めて検討していただく」ようにとしながら、「一律の自粛要請を行うものではありません」というメッセージを発信した。これではリスクが高い場所はどこなのかが市民にはわからない。問題は参加人数なのか、あるいは屋内外といった環境なのか。事業者はどのような基準をもってイベントの中止を決めればいいかを図りかね、現場では大きな混乱が起きていた。

深夜〇時を過ぎた頃、武藤は思い切って専門家会議のメンバー全員にあててメールを送った。自分のような感染症の素人の意見を聞いてもらえるものなのだろうかという不安を抱えつつ、こう書き出した。

「以下のことは、専門家会議から政府に提言して採用されるまでに要しているタイムラグと、関係各所への調整の結果としてメッセージの力強さが薄まることが、今後の感染拡大防止にとって許容できる範囲ならば、ご検討は不要です」

そして、今の政府の状況では時宜《じぎ》を得た市民への警告の発出が期待できない、政府が出したほうがいい提言と、専門家会議が独自に出す情報を分けて、リスクメッセージを作成して発信することを提案した。

「目的はただ一つ、市民（医療従事者含む）に警戒してもらい、感染拡大を遅延させるため、多様なステークホルダーに対して風評被害や人権侵害に配慮しつつ、タイムリーな警告を出すこと」

武藤にとっては初めて役所から聞かれたことではなく、専門家会議というコミュニティに対して自ら意見を表した経験であった。一〇分後に座長の脇田隆字《たかじ》から返信が届いた。

「感染研は厚労管轄の研究所ですが、先生のご提案に賛成です。迅速なリスクコミュニケーションが必要で、市民の皆さんに状況を理解して行動してもらうことが肝要です。本省には科学的データを示していますが、どうしても政治的なバイアスが強く左右し、メッセージは何がなんだかわからなくなりがちです。協力します」

座長の返信を見て、武藤は大きな安堵《あんど》感に包まれた。自分の提案はあながち間違っていなかったのかもしれない。国立感染症研究所の所長は厚生労働大臣に任命されるため、他の人よりも厚労省と気をつけてつき合わなければいけない立場であろう。それなのに即答で協力すると言ってくれたことに、頭が下がる思いがした。その後も次々とメールが届き、全員から賛意が集まった。押谷は「二一世紀的な解決策を考えましょう」と返信した。

脇田は武藤に返信すると、数日前に感染研のOBから届いたメールのことを思い出していた。第一回専門家会議のあとに、加藤勝信厚生労働大臣と脇田が記者会見をするとすぐに届いたものだった。

「時差通勤を会見で市民にお願いするのは、感染研の矩をこえている」

「そうですね」と答えながらも、脇田は「もうやらなくてはいけないと腹を括《くく》っているのだから、そんな文句言わないでください」と心の中で思っていた。

このままでは日本がどうなるか、最悪のシナリオは武漢の報道で散々見ていたはずではないか。新型コロナウイルスが発生したとき、情報がないなかで感染研はいち早くサーベイランス（発生動向調査）を始めた。中国からの情報は、マスコミ経由でないと知ることができなかった。そんななかで、一月一四日にはＰＣＲ検査の検査法を確立した。検査は感染研の村山庁舎で行われ、翌一五日には国内感染者第一例が発見された。検査結果を尋ねるために、「本省」と呼んでいる厚労省からの電話が毎日かかってきた。

脇田が厚労省のアドバイザリーボードの座長に就任したのは第二回からであり、第一回は座長は不在で行われた。だが、脇田は当初から「座長をお願いします」という連絡を受けていた。感染研の所長であれば、当然の責務だと引き受けた。

しかし、脇田は確かに感染研所長の看板を背負っているが、同時に一人の科学者でもあった。一九五八年生まれ、名古屋大学医学部卒業後は消化器内科の臨床医をしていたが、「ウイルス性肝炎の患者が何百万人といて、一人ひとりを診るだけではなく、病気を根本から治す治療薬を作りたい」という思いからＣ型肝炎の基礎研究者へと転じた。ウイルス研究に人生を捧げてきた身として、組織の矩をこえようとも、感染の爆発的拡大を防ぐためには、やるべきことはやらねばならないと思っていた。

だから武藤のメールへの賛同に躊躇はなかったどころか、ぜひやらなくてはいけないと思った。それまでは厚労省の課長や局長などが連日記者会見を行っていたが、発表する内容は感染者数やその属性、クルーズ船のことばかりで、科学的なコミュニケーションが不十分だと危惧していたからだ。市民が知りたいのは、このウイルスがどんな性質で、自分たちはどう行動すればいいいかではないだろうか。聞かれたことに助言するだけの役割を超えて対策を提言すること、そして市民に向けて自分の言葉で説明することに、問題があるとは思わなかった。きっとまたOBから連絡があるだろうが、それも引き受けようと脇田は覚悟した。

独自の見解の準備

天皇誕生日の二月二三日、東京地方は快晴で、日中はコートがいらない暖かさだった。武藤研究室の会議室の窓は大きく開け放たれている。午前から早稲田大学政治経済学術院准教授の田中幹人《みきひと》と武藤が専門家会議として独自に出す「見解」の草案を作っていた。田中は科学的リスクに関するコミュニケーションの研究者で、専門家会議にはそのプロがいないために、武藤が応援を要請したのだ。

昼食のおにぎりや唐揚げ、卵焼きが並べられ、皆が手を伸ばしたが、武藤は文案の作成に必死だった。尾身、押谷、武藤、田中などに加え、オンラインで専門家会議構成員の岡部信彦が参加した会議は一三時から始まった。

武藤はスクリーンに見解案を投影して説明した。

「立場としては政府にこうやったらいいんじゃないのかという提案をするのと、市民に対して呼びかけるものの両方になっています」

まず口火を切ったのは尾身だった。

「今まで厚労省や大臣からアドバイスを求められ、適宜それに応じてきました。だけど、今回は頼まれたからやるんじゃなく、自分たちがどのような思いで見解を出そうとしてるのかをメッセージとしてまず冒頭に書く必要があると思います。簡単な病気じゃないんです。聞くほうは嫌かもしれないけれど、テクニカルなファクトを伝えるのが我々の責任です。政府を攻撃しようという考えではありません」

そしてこう続けた。

「情報を単純化して白か黒に分けるのではなくて、ありのままを、難しいなら難しいと伝えるべきなのです。ここから何週間とははっきり言えないけれど、ここで何もしないと感染が爆発的に拡大してしまう。残念ですが、感染を完全には防御できません。それをどれだけ抑制できるかの瀬戸際なのです」

押谷は、二月一三日に複数の県から感染経路不明の感染者が散発的に出たことが重要だと考えていた。

「これは感染が地域に定着しつつある。でもまだ感染拡大に突入はしていない、クラスターつぶしができる時期です。ただし、クラスターが連鎖すれば急速に感染拡大する。そういうことを防がなくちゃいけない」

そして、「密閉・密集・密接」を避ける、のちの「3密」対策の原型を説明している。「換気が悪い場所で密集して、対面で人と人との距離が近いまま話をすること。そして時間が問題です」

「何分ですか」と武藤が尋ねると、押谷は答えた。

「数分間以上。時間はクリアカットにはわからない。可能性は非常に低くても、一秒でも感染が起きないとは言えない。でもすべての感染を抑えようとすると社会機能を全部止めないといけなくなるので、そこは目をつぶるしかない。いかにして社会機能を止めずに感染拡大のスピードを抑えるかが重要です」

離れたほうがよい距離はイメージしにくいということで、対面で互いに手を伸ばしたら届く距離と言えば伝わるのではないかと田中が提案した。

「皆が自分のこととして考えなければいけない」

尾身がそう言うと、押谷は反論した。

「違うんです。このウイルスは自分ごととして考えてもらうだけでは不十分です。自分がうつらないかではなく、いかに人にうつさないかが重要です」

すべてが手弁当のこのような集まりは、この時から毎週のように繰り返されるようになる。のちに「新型コロナウイルス感染症に関する専門家有志の会」と称されるようになるが、押谷は「裏専門家会議」と呼んでいた。専門家会議の限られた時間では、データを分析し議論を深めることは難しいと尾身も思っていた。

「この見解を作っても掲載する場所がありません」

武藤が言うと、田中が応答する。

「ドメインはとっておきましたので、急いでやればウェブサイトも作れなくはないです」

「会見するのかどうか。もしやるなら場所はどうしよう。記者クラブとつき合いはなく、どう声をかければいいのか……」

押谷は、メディアへの発表の仕方の話題になるとペンを横にくわえ、考えごとを始めた。近距離のエアロゾル感染、のちにマイクロ飛沫《ひまつ》感染と呼ばれる事象が例外的に起きていて、それがクラスターを作っている可能性が高いと考えていた。この時点で、中国でエアロゾル感染の論文が発表されたが、それは便に関してのことで、呼気の話ではなかった。まだエビデンスはない。エアロゾル感染を伝えることによる医療関係者への影響を考えると躊躇した。だが、わかっていることは伝えなければならない。問題は伝え方だ。

尾身は言った。

「市民の皆さんに対して我々がお願いしたら、傲慢な要請になりますよね。でも客観的には、市民の皆さんが果たす役割やみんなの努力が必要なのです」

押谷は厚労省での予定があり会議を中座したが、退出する際、尾身から専門家会議として独自に見解を発表することを厚労省に伝える役目を頼まれた。

押谷が厚労省の新型コロナウイルス対策推進本部でその旨を伝えると、担当者は「いいんじゃないですか」と軽く受け止めたという。だが、その報告を受けた尾身は、もっと上の職位、医務技監や大臣には話が伝わっていないのではないかと感じた。WHOで各国を相手に交渉してきた長年の経験からの勘であった。そのため、座長として脇田から厚労省に改めて連絡してもらうように頼んだ。

しばらくして、脇田から武藤に電話が入った。

「厚労省は不快に思っている。本省には本省の理屈がある。いきなり上層部にあげずに、下からあげるという順序を守ってもらわなければならない。何を勝手なことをやっているのかとかなり強い口調で言われました」

厚労省としては、まず見解の文章を確認したいということで、それを課長、局長、医務技監、大臣と順に上にあげていかねばならないと脇田は言う。

武藤は「この緊急時にどうして」と感じながら、その場にいた尾身に事の次第を告げると、尾身は語気を強めた。

「こういう時に忖度《そんたく》は起こるんだ」

「いまこそ我々の分水嶺ですね」

尾身の言葉に、武藤は返事をした。

一つひとつの言葉まで丁寧に精査した会議は夕方まで続いた。他の参加者が帰ったあと、研究室には尾身と武藤だけが残った。

「さて、もう一度最初から見ていきましょう」

尾身が言い、先程まとめた文章を最初からもう一度推敲《すいこう》しはじめた。

「あなたの勇気のおかげでこういうことができた。新型インフルエンザの時にはこういうことはできなかった」

尾身は武藤をねぎらった。

外は暗闇に包まれ、窓には黒い木々が映っていた。

さらに二時間近くかけた改稿を終えると、尾身は「いざ大事な時には、言うべきことを言うことが公衆衛生で最も大事だ」と武藤に繰り返し語り、研究室をあとにした。

一人部屋に残った武藤は、乾いたおにぎりを見て、今日は何も食べる時間がなかったのだとようやく空腹に気がついた。二〇時前に武藤は専門家会議のメーリングリストに現時点での文案を送信した。専門家会議の構成員すべての賛同を得られなくても、大方の人が賛成すれば、あとは尾身と脇田が責任を持つと言っていた。

二〇時二六分、脇田は厚労省に「見解」を送る時に次のような文面を添えた。

「とんでもないことを言っているわけではないのでよろしくお願いします。専門家会議のメンバーは市民に伝える姿勢はとても大事だと感じ、メンバーも政府を支持しています。この関係が崩れると大変なことになります。伏してお願い申し上げます」

この日、昼間は春の陽気だったのに、夜になると暴風が吹き荒れていた。日々の混乱でたまりにたまった家事を一時間だけでも片づけられるだろうか、そう思いながら武藤は帰路についた。二一時過ぎに自宅前で自転車を止め、スマートフォンを見て立ち尽くした。そこには厚労省から「このままでは出せない」という内容のメールが届いていた。「血の気が引く」という言葉は、比喩ではなかったのだと冷たくなった身体に驚いた。

修正を求められたのは、「専門家会議のクレジットは外してほしい」ということと、「国民の煽《あお》り過ぎはよくない」という二点だった。武藤はすぐに尾身と脇田に、「こんな修正はのめません」とメールした。

国民を煽るなという指摘は、ひょっとしたらあるかもしれないと武藤は予想していた。「数分間以上同じ場所に留まる」接触や「呼気による感染」、つまりエアロゾル感染を外すように修正指示が入っていた。「無症状者からの感染」に触れた部分にも削除の指示があった。この無症状者からの感染については、その後も政府と専門家との間で駆け引きが行われることになる。さらに「日本での対応が開始される前に武漢から多数の人が来日している」という一文も削られた。

だが、何より名義を外せということに武藤はショックを受けた。緒言から赤字が入り、「本専門家会議は」が「我々専門家は」と直されていた。

役所の論理からすれば、厚労省を通すことができても、内閣官房は「聞いていない」と不快になるかもしれない。政府の設置した「専門家会議」ではなく、専門家有志の名義であれば、役所は自分たちと切り離すことができ、勝手にしろと言えるのだろうかと武藤は考えた。

しかし、市民の命に関わる重要なメッセージは専門家会議として発信しないと信用されない、と武藤は思った。「我々専門家」では誰のことか伝わらないし、個人名を連ねれば、専門家会議の意見が割れていたり、政府に反旗を翻《ひるがえ》しているようにも見えかねない。だが、見解を何も出さないと、瀬戸際である一、二週間の対策が伝えられなくなる。武藤は、自分たちの作戦の真意を伝えるために厚労省あてにこのようなメールを送った。

「私どもは、世論の関心と警戒の方向性を大きく短期間で転換する必要に迫られています」

「市民は、複雑な特徴をもったウイルスで説明が難しいとしても、それでもよいから、正確な情報に飢えているのではないでしょうか。不信感が原発事故後の状況と近くなっていくのはよくないです。専門家会議も不透明との批判を受け始めています」

この見解の使い方として、二つのシナリオを提案した。一つは、専門家会議の見解を出したあとにこれを踏まえた政府方針を発出する、二つめは政府方針を発表したあとに専門家会議の見解を出すというシナリオである。

「政府が説明しにくいことを専門家会議側が文章で出してはどうでしょうか。専門家会議としての会見は予定しておりません。どうか前向きなご検討のほど、よろしくお願いします」

その頃、脇田のところに厚労省から電話があり、担当者は名義の話を繰り返した。

「専門家会議として出すのではなく、専門家としての見解にしてください」

名義を外すという相手の修正案をのんでもなお、脇田としてはこの見解を出して、市民に呼びかけるほうが大事だと思った。自分たちが出すことに変わりはない。脇田は修正を受け入れると返事した。役所からメールが次々と入り、医務技監まではクリアされたと報告があった。

翌二月二四日午前七時に、厚労省から修正された最終版を脇田は武藤に送った。

専門家会議としての会見へ

二月二四日朝、脇田から最終版を受け取った武藤は急ぎ研究室に行って、「見解」を三〇部コピーした。お蔵入りになるかもしれないが、もしもタイミングがあれば、専門家会議の場で配付しようと考えていた。

一〇時から第三回専門家会議が始まり、会議の冒頭で尾身は手をあげた。

「私どもは国から意見を求められれば、いつでもこれからも喜んで我々の考えを述べさせていただきたいと思っています。それに加えて、私どもの全体の考え方や戦略を示させていただく機会をいただけないでしょうか」

加藤厚労大臣は、「いいんじゃないですか」と認めた。

会議が進行していくなか、武藤はいつ見解案を配るかのタイミングを計っていた。人と人との距離をあける話をどう表現するかの議題になったとき、武藤は手をあげた。

「専門家会議の構成員の間で勉強会を行い、最も注意すべき環境として表現をまとめたので参考にしていただけないでしょうか。資料を持ってきております」

大臣は配付を了解し、全員が目を通した。

一二時前に会議が終了したあと、武藤や尾身、脇田、押谷らは大臣室に呼ばれ、大臣や医務技監と話をした。

武藤としてはどうしても「専門家会議」という名義で出したいと思い、尾身も同じ気持ちだった。

「我々の考えを専門家有志の名前で出す方法と専門家会議として出す方法がありますが、私は個人としてではなく会議として出したほうがいいと思います」と尾身が提案すると、大臣は「それでよろしいです」と言った。

だが、文面については、さらに微修正が必要であった。このなかで議論になったのが「瀬戸際」という表現で、鈴木医務技監から「エッジが効きすぎる」と指摘された。だが、「わかりやすく伝えるために瀬戸際という表現は残したい」と専門家たちは主張して、最終的にこれも了承された。

「このまま省内で修正作業をしてください」という指示があり、武藤は部屋にこもって修正を行った。その途中で厚労省から照会があり、見解の表題を「新型コロナウイルス感染症対策の基本方針の具体化に向けた見解」として差し支えないかと聞かれた。厚労省が官邸や内閣官房とも相談した結果、政府が翌日発表する予定の「新型コロナウイルス感染症対策の基本方針」に関連づけられたようだ。武藤は、この見解を政府の基本方針に先立つ発表と位置づけるならば、専門家会議として公表することを政府が了承したものと思った。

その日、専門家会議の見解は一九時に報道解禁され、尾身はＮＨＫのニュースに生出演して、「これから一、二週間が、急速な感染に進むか、収束できるかの瀬戸際となります」という見解の内容を紹介し、「オールジャパンで協力すれば、この感染拡大のスピードを緩やかにすることができます」と呼びかけた。

オンエアが終了し、ようやく局内の食堂で一息つこうとしたとき、武藤の携帯電話に厚労省から連絡があった。これから記者会見を開くために、厚労省に戻ってきてほしいとのことだった。ＮＨＫだけ報道が先行したことに対する記者クラブからの不満があるためだと説明された。

二一時頃から始まった会見では、尾身、脇田、岡部の三人が一時間近く話をした。専門家会議が独立して発表する狙いについてなど質問が相次いだ。尾身は「手を伸ばしたら届くなんて、あまりに具体的で、政府や官僚に笑われてしまうようなことを書いた理由は、よっぽど重要な飲み会でなかったらやめたほうがよい、といった率直な意見です」と語った。柔らかい語り口で科学的知見をわかりやすく語る姿は、市民に大きな印象を残した。

この日を境に、専門家会議は政府に対する助言組織を超え、「専門家会議」という新たな固有名詞を獲得し、のちにそのイメージは実態を離れてひとり歩きし始めることになる。

専門家たちの長い三連休が終わろうとしていた。

第2章 クラスター対策と「情報の壁」

2月24日~3月11日

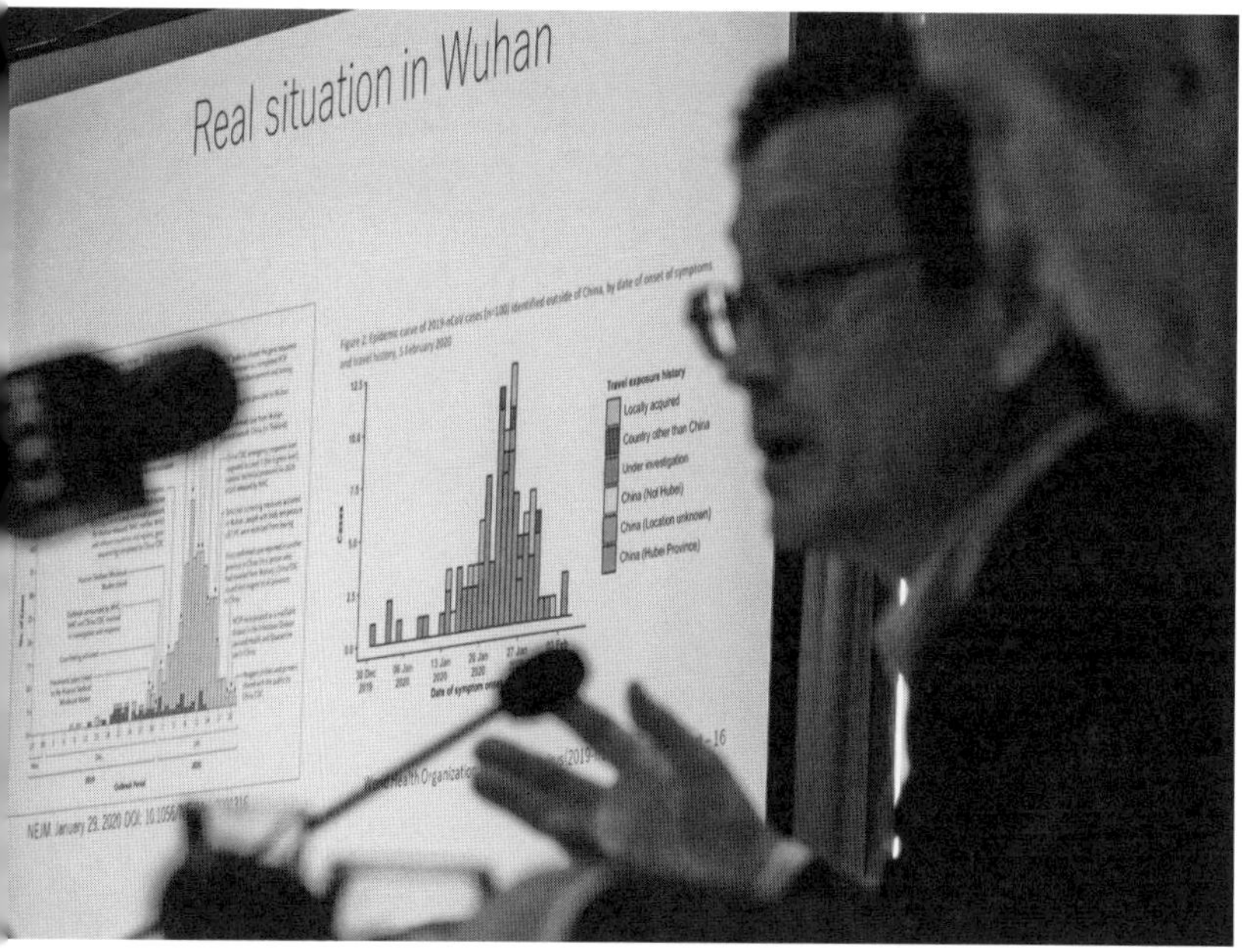

新型コロナウイルスについて説明する押谷仁氏
（日本外国特派員協会．写真：ZUMA Press/アフロ）

クラスター対策班

「このウイルスのイメージは『まっくろくろすけ』なんです」

押谷仁の言葉の意味を私は正確に捉えられずに、しばらく沈黙してから聞き返した。

「……『となりのトトロ』のですか」

押谷は真剣に頷《うなず》いて、こう続けた。

「そう。叩こうとすると反撃してくる。ある程度受け入れるとそこまでひどいこともしない。徹底的に叩いて封じ込めようとして痛い思いをしているのが欧米です」

押谷は、欧米と日本では感染症に対する捉え方が古来違っていたと考えている。中世のペストにおいて、欧米では魔女が鎌を持ってバタバタと人を斬りつけるイメージがあった。感染症は徹底的に排除する対象だった。

一方日本では、多くの人の命を奪った天然痘を疱瘡神として祀ってきたように、人間の力でどうにもならないものを排除するのではなく、崇めることで鎮めようと祈った。

「このウイルスは完全に制圧することは困難です。ゼロにできない以上、ウイルスが多少社会の中で伝播していくことも許容しなければならない。一番の問題は、木を見て森を見ないことです。大きなクラスターを起こさなければ、多くの感染連鎖は自然に消えていく」

欧米が選んだのは、徹底的に感染者を見つけて感染連鎖を封じ込めていく一九世紀から変わらない戦略だったと押谷は言う。一九世紀型封じ込めとクラスター対策との一番の違いは、どのような人が感染させるかである。ほぼすべてが重症化し、発症前に他の人に感染させることはほとんどないSARSやエボラウイルスとは違い、新型コロナウイルスは軽症者や無症状者が非常に多く、さらに発症前に感染性があるために、古典的な方法は通用しない。押谷は、感染者の集団である「クラスター」を見つけ出して、その連鎖を止めるという対策を考案した。

今では誰でも知っている「クラスター」という言葉だが、二月中旬までは感染者の集団ではなくて、同種のグループを指す一般的な用語だと認識していた人が大半であっただろう。専門家会議が「クラスター」という言葉を市民に向けて使ったのは、二月二四日に独自で出した「見解」が最初であった。翌二五日、政府の新型コロナウイルス感染症対策本部による「新型コロナウイルス感染症対策の基本方針」でも、「感染の流行を早期に終息させるためには、クラスター（集団）が次のクラスター（集団）を生み出すことを防止することが極めて重要であり、徹底した対策を講じていくべきである」と書かれ、これは押谷が描いたクラスター対策が正式に政府の戦略として採用されたことを意味していた。

そして、この日に加藤厚労大臣による指令で厚労省の中に設置されたのが「クラスター対策班」である。

＊

発足三日前の二月二二日一一時四七分、押谷のところに「エマージェンシー・オペレーティング・センター（ＥＯＣ）を設置する案が医務技監から来ています」という内容のメールが西浦から届いた。

メールを見た押谷は西浦と電話で話して、そのまま厚労省に向かった。休日でどこから館内に入っていいかわからず、担当者に確認して、地下入口から入館した。初めて足を踏み入れる対策本部は二階大講堂にあり、だだっ広くて数百人が慌ただしく働いていた。「手伝ってくれ」という技監の言葉に、押谷はクラスター対策の必要性を語った。

厚労省から出てすぐに、押谷は尾身と武藤にメールを書いた。

「厚労省にＥＯＣができて、参加することになりました。クラスターバスターをもう裏で議論しなくてよくなりました」

ＷＨＯやアメリカＣＤＣ（疾病予防管理センター）の推奨しているＥＯＣがないとオペレーションは厳しい、と押谷は専門家会議のメンバーに訴えかけていた。しかし、厚労省がなかなか動かないため、クラスター対策を自分たちでやらなくてはいけないのではないか。今後の対応について、いち早く数理モデルを使ったデータ解析に着手していた西浦らと話し合っていたところだった。それが、二〇〇九年の新型インフルエンザ・パンデミックの時にも叶わなかったＥ

OCが厚労省にでき、役所と研究者が手を携えて対策にあたることができるのだという高揚感に包まれていた。すぐに押谷は研究室の准教授である齊籐繭子に電話をし、翌日には仙台から研究員や大学院生までが東京に集まってきた。

クラスター対策班のキックオフの日、押谷は専門家会議のメーリングリストにも送った「COVID-19への対策」という資料を手に、対策本部へ向かった。

〈少しぐらい漏れても勝手に消えていくので細部にはこだわらない。クラスターを見つけることが最優先〉

ここには、すべてを突き止めようとしない、ゼロを目指さずに受容することが、かえって感染拡大を抑止できるのだという考えがあった。そして資料にはこのようにも記した。

〈このあたりの「皮膚感覚」をもって失敗を恐れず、しかも繊細さをもった冷静な司令塔が流行地に一人は必要〉

クラスター対策の最前線は保健所だった。もともと日本の保健所には結核や麻疹の対応として接触者調査を行ってきた経験があった。結核の接触者を追いかける調査はどこの国でもなされているわけではない。

押谷はこの時期に、前線に立つ担当者のために、「司令塔の心構え」という内部文書を作成した。第一に「クラスターをできるだけ早く見つけ出すことが最大の目的」、第二に「細部にこだわらずに全体像を見ることが必要」とし、さらに以下のように続けた。

〈3、疲れると判断力が鈍るのでちゃんと寝て、ちゃんと食べて、ちゃんと休むのが必要。考えられなくなったら休憩を。二四時間オペレーションルームに詰めるというようなことは最悪〉

〈4、Hope for the best, prepare for the worst が原則。この流行は止められるという希望を常に持つこと、でも次のクラスターが見つかってしまう可能性を常に考えておく。見つかったら「よし！　第2ラウンドだ！」という気持ちでつぶしにいく。絶対にメンタルを落とさない。メンタルを落としていいのは明らかにクラスター連鎖が起き感染拡大をとめられなくなった時。それは司令塔のせいではなく、そう宿命づけられた戦いだったということ。でもたぶんそうはならない〉

だが、クラスター対策における保健所の負担の大きさはこの後も深刻な問題を残し続け、それはなかなか根本的に解決されることがなかった。そして、ほどなくして押谷はこのEOCを「ハリボテEOC」と呼び、危惧していた「メンタルを落とす」事態に押谷自身が直面することになる。そこにはどれだけ情熱と労力を傾けようともどうにもならない、国と専門家、国と自治体の信頼関係をめぐる深い問題があった。

＊

「この問題点は法律や役所の独特の文化の問題ではなく、二周三周まわって考えてみると、信頼関係の欠如だった」

国立保健医療科学院健康危機管理研究部長の齋藤智也は、信頼関係の回復に奔走した日々をこのように語る。

一月から科学院の寮では武漢からのチャーター便の帰国者を受け入れていた。そのオペレーションを終えた一週間後の二月二二日、齋藤は厚労省の担当課長から電話を受けた。

「すぐに来られますか」

とはいえ、二人とも一カ月間ずっと休日もなかったため、「一日だけ休みましょう」と課長が言い、二四日に厚労省でクラスター対策班の立ち上げ準備を行うことになった。この電話では、「ＥＯＣ」というキーワードや「地域のリスクを評価して必要なところに人を派遣する」という話はあったが、「クラスター」という言葉はまだなかった。

齋藤は一九七五年生まれ、慶應義塾大学医学部を卒業後、公衆衛生の、特に生物テロ対策を専門として研究してきたが、そのキャリアの途中に厚労省の医系技官として働いた。東日本大震災の時には、対策本部や被災者支援チームの運営に携わった。これらの経験から、対策本部の要諦《ようてい》は情報収集と必要な場所に情報を届ける情報拡散、そして調整の三つだと知っていた。

齋藤は、前職は役人であり、公衆衛生の専門家である自らを、専門家と政府をつなぐ通訳のような役割をするのだろうと考えていた。同じ言葉で話しているつもりでも、両者の間には深い溝があることを経験から熟知していたからだ。

官民連携の、これまでになかった組織が役所の中にできるのだ。これは画期的なことだと齋藤は考えた。だが、このままでは危ない。役所に外部専門家を入れるなんてとんでもない、ということになってはいけない。後世のために傷をつけないこと、それが齋藤が最も腐心していたことだった。

「この時は、専門家会議が独自の見解を出すという動きを私はまったく知りませんでした。でも、専門家が暴走して、政府の方針とかけ離れたことを言うことがないように、半歩前には出るけれど出過ぎないようにしなくてはいけない」

二月二四日、厚労省で齋藤は担当課長とクラスター対策班の組織図を書くところから始めた。省内の新型コロナウイルス対策本部の下にクラスター対策班があるという立て付けで、国立感染症研究所や西浦ら北海道大学を中心にした「データチーム」と、押谷ら東北大学を中心にした「リスク管理チーム」の二つのチームに大きく分けた。

この組織図のどこにも対策班の班長の名前は書かれていない。メディアの影響で押谷が班長だと思われることも少なくなかったが、押谷は「自分は班長ではない」と言う。外部には公表されていないが、厚労省の内部文書には二人の班長の名前が書かれている。厚労省の担当官と、齋藤の名前だ。厚労省としても、齋藤に橋渡しの働きを期待していたのだろう。

そして、齋藤の通訳としての役目は、役所と専門家だけではなく、専門家同士にも及んだ。押谷の提唱する「クラスター対策」について、クラスター対策班の三〇人ほどの班員たちの多くはすぐには理解できなかったという。

専門家会議とクラスター対策班の構成員であり、国立感染症研究所感染症疫学センター長である鈴木基《もとい》は、「正直に言うと、最初は押谷先生が何を言っているかわからなかった」と話す。「クラスターという概念はわかる。でも、クラスター対策って何だろうと一生懸命解釈しようとするんですが、消化しきれていなかった。『漏れてもいい』というのも難解でした」

鈴木と押谷は、東日本大震災の避難所の感染症対策や、リベリアでのエボラウイルス対策でも一緒に働いたことがあった。

だから、押谷が誰も思いつかない戦略を考え出すことを鈴木は知っていた。「押谷先生があれだけ言っているのだから正しいはずだ」と、押谷の言わんとすることを理解すべく他の研究者とも何度も討論したという。

齋藤は皆の理解の助けになるよう、押谷が提唱するクラスター対策をまとめた紙を配付した。班員すべてがクラスター対策について理解するのには、一カ月ほどの時間がかかったという。

そして、この対策を後押ししたのはデータだった。「押谷先生の洞察力による想像の世界だったものが、西浦先生のデータでも大きな相違がなかった。データがなければ役所を動かすことはできなかった」と齋藤は言う。

公衆衛生の専門家としての力量に加え、調整能力の高さを買われた齋藤は、専門家会議の構成員ではなかったが、毎週行われていた専門家会議有志の勉強会に参加するようになる。

「一斉休校」と北海道の感染拡大

二月二七日、安倍首相は国務大臣で構成する新型コロナウイルス感染症対策本部の会合の最後に、「全国すべての小学校、中学校、高等学校、特別支援学校について、来週三月二日から春休みまで、臨時休業を行うよう要請します」と述べた。専門家会議が独自の見解を出した三日後のことだった。二五日に政府が発表した基本方針では、「現時点で全国一律の自粛要請を行うものではない」としていたにもかかわらず、急な方針転換に市民は大きな戸惑いを持った。

座長の脇田は一斉休校についてメディアで知り、「椅子から転げ落ちそうになった」ほど驚いた。脇田は何も相談されていなかった。専門家会議のメーリングリストで他の構成員にも尋ねてみたが、誰も知らなかった。

それまでに行われた専門家会議の勉強会では、学校休校については幾度も議論されてきた。その時点で、休校にすべきだと言う構成員はいなかった。事前に厚労省や官邸から相談されていたら、「科学的なエビデンスはその時点ではない」と止めていただろうと脇田は思った。

一方、武藤はこのように考えていた。

「自分たちが前に出て、予想以上に目立ってしまった。そのことで、政治家が専門家を出し抜くようなイニシアチブを取ろうとする引き金になり、一斉休校につながってしまったのだとしたら、これからの政治と科学の関係は非常に難しくなる」

尾身も休校措置を報道で知ることになった。

「政治家は自分たちでリーダーシップを発揮したいという思いが当然あるに違いない。そもそも政府と専門家の意見が違うことがあっても当然だ。政治家に求められるのは、専門家の意見を聞いたうえで、最終的に国の責任で判断してくれることである。ただ、今回課題として残ったのは、ある場合には専門家に意見を聞いて、ある時は聞かないで決めてしまうという、一貫性の欠如だ」

尾身の懸念は、その後の政府による全世帯に対する布マスク配布、さらには観光や外食などの需要を喚起して経済活性化を図るＧｏＴｏキャンペーンにまで尾を引くことになる。

一斉休校で明らかになった考え方の相違は、この時だけでは終わらなかった。専門家会議が出す文書において、学校休校など政府対策の評価をしてもらいたいという官邸や厚労省からの要望と、それは科学的にはできないと考える専門家の攻防が幾度もあった。さらに、この一カ月半後の四月一六日、尾身が会長を務める政府の基本的対処方針等諮問委員会に文部科学省が出した資料には、

〈学校の一斉休業が望ましいという専門家の判断を踏まえ、『新型コロナウイルス感染症に対応した臨時休業の実施に関するガイドライン』等を活用し、一斉休業に向けた取り組みを進める〉

と書かれていた。これは批判が少なくなかった休校措置の責任を、自分たちに押し付けるものだと専門家が反発し、一斉休校は専門家の判断により行われたという言葉は削除されることになる。これから幾度となく起きる政府と専門家の考えの乖離《かいり》の最初のつまずきだった。

この頃、尾身は押谷から緊迫した声の電話を受けている。

いつも朝早くに起きる尾身だが、この日は携帯電話の着信音で目が覚めた。外はまだ暗い。尾身は二つ折りの携帯電話に手を伸ばし、受信ボタンを押すと、思いつめたような押谷の声が聞こえてきた。

「尾身さん、クラスター対策は挫折したかもしれない」

北海道では、武漢からの旅行者が最初の感染者として一月二八日に発表され、二月一四日には札幌市で道内初の国内感染事例が判明した。それから、函館《はこだて》、苫小牧《とまこまい》、根室、旭川、中富良野《なかふらの》、北見、厚岸《あっけし》など広範囲で感染源のわからない感染者が報告されていた。だが、その共通の感染源が見えず、もはやクラスター対策だけでは流行を制御できないかもしれないというのだ。

押谷の言葉を聞いたあとに、尾身は言った。

「それは破綻ではなくて、むしろこの病気の難しさを再認識しただけだ。挫折というわけじゃない」

尾身と押谷はＷＨＯでＳＡＲＳ制圧を共に闘った司令塔と現場の責任者であり、二〇〇九年の新型インフルエンザ・パンデミックの時も頻繁に尾身は押谷に電話をかけて現場の状況を聞くという関係が長く続いていた。押谷は、「尾身さんはすぐに物事の本質を見抜くため、長い説明を好まない」と感じていた。その日の電話も短く終わった。

押谷は大前提として、日本の保健所の能力や医療体制からすると、大きなクラスターを見逃すことはないと思っていた。北海道辺縁部で発生した陽性者の発端は、札幌で起きたクラスター以外には考えられない。しかし、そのつながりがまったく見つからなかった。なぜ見つからないのかを考えると、重症化することのない若い人たちが無症状で感染を広げているとしか押谷には思えなかった。このリンク不明の孤発例と思われた感染源は、のべ二〇〇万人の来場があった「さっぽろ雪まつり」に起因するクラスターではないかと考えられている。

北海道内で判明した感染者は、中国・武漢からの観光客らを含めて、全国最多の六六人となり、二月二八日、鈴木直道北海道知事は道独自の緊急事態宣言を発出、週末の外出を控えるように呼びかけた。

若者への呼びかけ

北海道の緊急事態宣言を受けて、専門家会議はもう一度、市民に直接呼びかける必要があると考えた。そして三月二日、北海道の分析を中心とした二度目の見解を出す。

〈この一両日中に北海道などのデータの分析から明らかになってきたことは、症状の軽い人も、気がつかないうちに、感染拡大に重要な役割を果たしてしまっていると考えられることです〉

最初の版では、「無症状」という言葉が入っていた。前回二月二四日の見解では、専門家は「無症状」の文言を厚労省から外すよう指示され、いったんは削られたものの、最終的には復活したという紆余曲折があった。

その無症状者からの感染について、厚労省は再び削除するようにと強く主張したのだ。

このことについて尾身は悩んでいた。科学的に見れば、この一週間あまりの間で無症状者が感染させるという見立てが変わったわけではない。専門家として尾身は無症状者からの感染は文書に入れたほうがいいという考えに揺るぎはなかった。

だが、厚労省は「国民が不安になる。さらにそれを国民に伝えたところで何かできるわけではない」と譲らなかった。もしもこの二点だけだったら、「やはり無症状はファクトだから入れるべきだ」と主張しただろう。

しかし、「ここは下ろすしかない」と尾身が思ったのは、他でもない北海道知事から要望があったとの情報を得たからだ。

「一〇〇パーセントの確証がない段階で無症状のことを言うと、北海道の現場で不安が大きくなりパニックが起きるから、無症状という表現は外してほしい」

もしも厚労省からの要望だけであったら、説得を試み続けたであろう。だが、現場からやめてほしいという声が強くあるまま強行突破すると、専門家と自治体との信頼関係が崩れてしまう。そこまでして無症状を書く価値があるのかと尾身は自問した。

「国も大事だが、前線に立つキープレーヤーとなるのは知事たちだ。専門家というのは自分たちの意向を無視する暴走集団だと思われては、これからの闘いがうまくいかなくなる。信頼関係のない相手の言うことなんて、聞かなくなるものだ」

医学、サイエンスの問題を超えて、公衆衛生のマネジメントとして、今回は「無症状」を削除しようと判断した。こうした「判断」をすることが、この専門家会議の中での自分の役割だと尾身は捉えていた。

クラスター対策班が感染症の医学的所見を見つけ、リスク評価をする。このデータがなければ何もできない。それをどのように国や自治体に伝えるか、どのように社会に発表するか。純粋な医学のテクニカルな話ではない、医学の社会的応用を尾身はWHOにいた若い頃から担ってきた。ポリオやSARSの時もそうだった。各国の政府を説得したり、議論が各論ばかりに走った場合に全体像を見つけ直したりするなど、感染症対策全体のマネジメントの部分を担当してきた。

「感染症対策で専門家の役割は重要だけれど、これは全体の一部でしかない。国があり、自治体があり、ジャーナリズムがあり、そして一般の市民が主役なんです。たかが十数人の専門家が何か言ったからといってすべてができるわけでもない。人が動いてくれないとどうにもならない」

だからこそ、WHOにいた時から説明することが当たり前、記者会見を行うことは当然だと思っていた。

「一〇〇パーセント完璧だったら、会見は必要ないかもしれない。しかし、感染症ではエビデンスが出揃う前の状態から対策を打たなければ間に合わない。だから、ここはわかっていない、ここは悩んでいます、ここは間違いかもしれないけれど確かそうだから、という部分を説明する必要があります。複雑でも、率直なリアリティを伝えることが重要です。政府は感染者数を発表していたが、その数にどんな意味があるのかを伝えなければいけない。この数は心配するようなものなのか、どんどん上がるのか、下方に向かうのか。信用できる数なのか。他の指標がないのか。これだけで全体を評価できるのか。そういった説明をすることが信頼につながっていく」

一方、官僚組織には「無謬《むびゅう》性の原則」という概念がある。政府は間違うことがない、という前提で物事を進めていく考え方だ。

「政府は迷っちゃいけない、大臣や総理は正しいんだから誤っちゃいけない。そういう考えは専門家とは相容れません。感染の初期ではわからないことばかりです。自信がないけれど、判断しなくてはいけない局面だからこそ、説明するべきなのです」

武漢からは、医療崩壊を起こして廊下に横たわる重症者たちの映像が流れてくる。イタリアやイラン、スペインにも感染拡大し、中国だけの問題ではなくなってきていた。

人々が抱えるこのウイルスに対する不安は、専門家会議の会見だけでは解消されないほど大きかった。病気への不安に加え、一斉休校など政権に対する不満が専門家に向かっていく。

この三月二日に出した専門家会議の見解は、市民に対して具体的に呼びかけるものになっていた。前日の三月一日、見解の草稿を書き、専門家会議構成員からの意見を反映して文章を直していくという作業を担っていた武藤は、脇田と電話でやりとりをして、感染を広げる原因になっているであろう若者に呼びかける文言を入れることにした。

しかし、若者に呼びかけるとはどういうことなのか。不安に思った武藤は、コピーライターをしている友人に相談をした。最初に武藤の書いた「全国の若者世代の皆さん」に向けた文章では、その多様な暮らしに配慮しながら、「一日の行動パターンを見直し、集まる場所を工夫すれば、多くの人々の重症化を食い止め、命を救えます」と書いた。

だが友人からは、「『若者世代』が自分と関係があるのかはっきりさせてほしい。『一日の行動パターンを見直し』も、何を指しているのかわかりにくい」と指摘され、武藤はなるほどと思ったという。そして、このパートについては友人の助言も受け、ツイッターを意識して一四〇字に収まるよう次のようにまとめた。

〈一〇代、二〇代、三〇代の皆さん。

若者世代は、新型コロナウイルス感染による重症化リスクは低いです。でも、このウイルスの特徴のせいで、こうした症状の軽い人が、重症化するリスクの高い人に感染を広めてしまう可能性があります。皆さんが、人が集まる風通しが悪い場所を避けるだけで、多くの人々の重症化を食い止め、命を救えます〉

この年齢層を限定した呼びかけにより、自分が呼びかけられた対象なのかどうか、何をすればよいのかをはっきりさせることができた。しかし、「専門家会議は若者のせいにする」「なぜ見も知らない高齢者のことを考えて行動制限をしなくてはいけないのか」「高齢者のほうが大人しくしていればいいじゃないか」――。一度目の見解ではほとんどなかった反発が顕在化した。

感染者情報をめぐる軋轢

厚労省の六階に設けられたクラスター対策班専用の部屋を「部室」と班員たちは呼んでいた。班員の要望で役所から新品の冷蔵庫、東北大からは電子レンジが運び込まれた。

だが、部室と呼ぶには別の意味もある。

クラスター対策班の班員たちは北海道大学や東北大学の研究室から人を呼び寄せ、さらに長崎大学や新潟大学などからも応援が駆けつけていたが、とうてい人手は足りなかった。立ち上げ当初から厚労省に人員を増やしてほしいと要望を出していたが、いつまで経っても増える気配はない。それどころか、省内から駆り出された班長は各課の持ち回りで、一週間ごとに班長が交代するありさまだった。

ある時の班長はこう言った。

「なんだ、ここは動物園みたいだな。もうこれじゃあ収拾つかないから、だめだめ」

そして、クラスター対策班の手伝いに来るはずだった人の入館を入口で認めなかったのだ。狭い部屋に人が密になり、怒号が飛び交い、確かに役所としては異質な空間だった。しかし、ただでさえ人力が足りずに困っていたところでの班長の強権的な態度に、押谷はいらだちを隠せずに声を荒らげた。

「フルサポートって言ったじゃないか」

通信環境も整備されておらず、それぞれの研究者が持ち寄ったルーターを使用していた。解析データは、一つのファイルが一ギガや二ギガもある重たいもので、それをメールでやりとりしていた。ルーターの容量制限が一〇ギガだったため、ファイルを数回やりとりすると、ルーターに接続している人はみなＷｉ－Ｆｉにつながらなくなることもあった。

このような通信環境では、厚労省内でオンライン会議もできない。スマートフォンを五台一列に並べてスピーカーモードにし、「これは北海道につながっていて、こっちは感染研」というようにして、電話会議を行うこともあった。押谷は二〇二〇年に、スマホを並べて電話会議をしなくてはいけないアナログさが信じられなかった。ウイルスは待ってはくれない。本来は四七都道府県と二四時間ネット会議ができる環境こそが、ＥＯＣには必要ではないか。首相や大臣、知事などは災害用のネットワークを使うことができる。だが、クラスター対策班にはセキュリティの問題で、それが許されていなかった。

さらに、今回のクラスター対策班で最大の問題だったと多くの関係者が口を揃えるのは、感染者のデータにアクセスできないことだった。

新型コロナ感染者を確認した医療機関は手書きで記入した「発生届」を保健所にファックスで送り、保健所はその情報に記載漏れがないかを確認して、ネシッド（ＮＥＳＩＤ）と呼ばれる「感染症サーベイランスシステム」に入力していた。

だが、このネシッドを見ることができるのは厚労省や感染研などの公務員に限られており、クラスター対策班の外部研究者にはアクセスができなかった。インフルエンザなどの平時であれば問題ないかもしれないが、危機的な状況でも同じ運用しかされていなかった。

クラスター対策の前提は、それぞれの地域の流行状態をリアルタイムにモニタリングすることだ。データはその命である。その命綱が使えないというのだ。

とはいえ、感染研はクラスター対策班の構成員として一翼を担っているはずだ。なぜ情報を共有できないのか。そこには、専門家と政府間の問題だけではなく、国と自治体間の長年にわたる軋轢《あつれき》が存在していた。

そもそもＥＯＣは感染研の中に作るつもりだったという。感染研戸山庁舎の二階には、有事の際にＥＯＣとして機能させるべく準備されている部屋もあった。一月に入ってすぐに感染研の感染症疫学センターはサーベイランスを始めたが、チャーター便やクルーズ船の対応、そして増えていく感染者に、二十数人ほどの人員だけでは対応できなくなっていた。

「外部の専門家と一緒にやらないとこのウイルスと戦うことはできない」

感染症疫学センター長である鈴木基は所長の脇田にそう直言した。「感染研にＥＯＣを作り、外部専門家と共に分析に取り組む構想は、二月二〇日時点で決まっていた」と鈴木は言う。

しかし、二月二四日に鈴木は、クラスター対策班が厚労省にできることを知る。鈴木は感染研にＥＯＣを作りたいという思いがあったものの、厚労省がやる気になっているならばとクラスター対策班に参加することにした。厚労省の官僚、大学の研究者、感染研の三者が手を携えて感染症対策にあたるという、画期的な組織ができたと感じていた。

だが、すぐに容易には解決できない大きな壁にぶつかることになる。感染研の感染症疫学センターの内部には、クラスター対策班として活動することに難色を示す声があったのだ。これらはもともと感染研がやるべき業務であって、わざわざ霞が関に出向いて、外から来た大学の研究者と一緒に働く必要はないという思いがあったようだ。

対策を阻む亀裂はこれだけではなかった。感染者の情報を集めるのは自治体だが、それは必ずしも国と共有されるものではなかった。多くの自治体は国に対する不信感を持っていた。自治体からすると、保健所にせよ、地方衛生研究所にせよ、自治体の予算によって独自で情報を集めているという自負があった。

その両者の壁を唯一乗り越えられるのがＦＥＴＰではないかと鈴木は考えていた。

ＦＥＴＰ(Field Epidemiology Training Program)とは、一九九九年に感染研を拠点として設置された感染症危機管理を行う人材育成プログラムであり、自治体の感染症コンサルタントとしての役割を果たしてきた。半数以上が医師である。感染研の感染症疫学センターにはＦＥＴＰチームの拠点があり、新型コロナウイルス感染症が発生してから感染研二階に所狭しと机を並べて、最前線で対策にあたっていた。

「二〇年かけてようやく全国の自治体と人間関係を作って、何か困ったことがあったらＦＥＴＰを呼んでもらうという信頼関係を築いたのです。信頼の背景には国には情報を漏らさないという前提がありました」

厚労省のクラスター対策班で、自治体からの要望によりクラスターが発生した最前線に出向いたのは、感染症疫学センターのＦＥＴＰのメンバーだった。だが、前述したようにＦＥＴＰをはじめとする感染症疫学センターの職員たちは厚労省に入り込んで作業を行うことに乗り気でなく、それを無理やり強行することは、感染症疫学センターひいてはクラスター対策班そのものが立ち行かなくなることを意味していた。そのため、鈴木は感染研ではFETPが全国を飛び回る活動を支え、厚労省のほうは他の専門家に任せるという切り分けになったという。

鈴木は一九七二年生まれ、東北大学医学部卒業後、長崎大学熱帯医学研究所准教授を経て、二〇一九年四月から感染研に着任した。大学にいる頃、鈴木は「感染研からはどうしてこんなに情報が出てこないんだ」と訝《いぶか》っていた。だからこそ、感染研に移籍することになった時には、「古い体質を改革して、なんとか情報を公開してやろう」という心づもりだったという。感染研で働くようになったあとも、そういう視点から見てきたつもりだが、直面した状況は単純ではなく、根深い問題であった。

自治体は感染症法にのっとって、ネシッドには最小限の情報入力を行う。ただ今回のウイルスの場合は、感染者と濃厚接触者から行動履歴を聞き取るという積極的疫学調査をして膨大な情報を保健所は集めている。自治体はこれらのデータを、厚労省や感染研に必ずしもすべて報告する必要はないと考えていると鈴木は知った。

なぜ情報を共有したくないのかといえば、基本的には地域住民の個人情報だからであり、部外秘と約束して得た情報を国が勝手に公開してしまう、あるいは国が自治体よりも先に公表するといったトラブルが相次いだからだ。

このことは国と自治体だけでなく、都道府県と政令指定都市の間でも頻繁に起きている。神奈川県で医療危機対策統括官としてコロナ対策に携わってきた畑中洋亮《ようすけ》は、「感染症法上の制約から、神奈川県は横浜市や川崎市の情報を、自治体公表や報道でしか知ることができなかった」と話す。

また、どれほど気をつけていても、人間が行う作業には小さな間違いや入力ミスは起きる。それが議会やメディアの批判の的ともなった。

こうして最小限の情報しか出したくないという自治体に対し、FETPは「絶対に勝手に国に情報を漏らさない」という信頼関係のもとで情報共有し、感染症対策にあたってきた。いったん信頼を損なうと、その自治体からは二度と派遣要請は来なくなる。それは結局、地域の感染症対策が後手に回ることを意味した。

「だからそんな繊細な情報、国にさえあげられない情報を、クラスター対策班の先生たちと共有することはできなかった。さらに、クラスター対策班には一日だけ手伝いにやってくる人もいて、外部の人間が頻繁に出入りする場での情報共有は、もともとの心理的な壁だけではなくて、セキュリティ上の問題からも難しかった」

つまり、そもそも感染研や厚労省でさえ、自治体の情報をすべて共有できていない。それをさらにクラスター対策班の研究者と共有するのは難しいというのだ。

*

官僚と専門家との間の「通訳」を自認していた齋藤智也は、この情報共有の問題を解決しなければ、クラスター対策は立ち行かなくなると頭を悩ませていた。誤解している人も少なくなかったが、感染症法を運用すれば、本来は自治体の情報を一定の強制力をもって国が集めることは可能なはずだった。

さらに、FETPに対しても今回の派遣の位置づけをよく考えてほしいと考えていた。FETPは感染研から派遣されて自治体のクラスター対策に行ったのではなく、厚労省のクラスター対策班の一員として、国の事業の一環として行っているはずだった。それなのに、FETPは通常の場合と変わらず、自治体のコンサルタントというマインドで現場に赴いているように見える。「国が派遣したのに情報を持ってこないでどうするんだ」といういらだちの声も厚労省内から聞こえてきた。とはいえ、クラスター対策班にも明確な法律上の位置づけがあったわけでもなかった。

そこで齋藤はクラスター対策班と感染研FETPとの立場を明確にするため、「クラスター対策班による派遣チームと被派遣自治体間の覚書（案）」を作成した。日の目を見ることのなかった覚書は、以下のような内容だった。

背景として、クラスター対策班からの派遣チームが得た情報を厚労省で入手して活用、公開する際には、逐一当該自治体の許可のもとで行う原則がある現状を述べて、このように続けている。

〈そのため現地の積極的疫学調査で得られた情報が、クラスター対策班のデータ分析チームに十分還元されておらず、クラスター分析に支障が生じている〉

問題解消のためデータの取り扱いについて、こう提案した。

〈派遣者（主にFETP）が得た情報は厚労省本部と共有されること〉

〈厚労省本部ではクラスターの分析のみに使用し、その分析結果は、当該自治体および関係自治体（クラスターを構成する患者の居住地）にまず報告すること、また、公表の際には事前に許諾を得ること〉

だが、この覚書案は関係者から不評を買い、「そういう文書は作る必要がない」と却下されたという。問題の本質が理解されていないのではないかと齋藤は感じた。データの共有は、有事のサーベイランスでは根本的な問題であり、すべてでもある。押谷らがこのままではもうクラスター対策ができなくなると焦っている姿を齋藤は目の当たりにしていた。

齋藤は諦めることなく、覚書が難しければ活動要領を作り、データの取り扱いのポリシーを明確にすれば自治体としても安心して情報共有できると考えた。活動要領は感染研からも意見をもらい改稿を重ねたが、結局はこちらもお蔵入りになった。

「感染症について地方で国の関心が高い問題があると、すぐに情報をよこせと現地派遣者に言って、厚労省だけではなく、国からさまざまなプレッシャーがかかる。そこで押し問答になって、仕方がなく『あくまでこれは対策に必要だと思って伝えるだけで、外には言わないでください』と約束しても、政府の誰かがぽろっとメディアや会見でしゃべってしまう。すると地方から責められるのは現地に赴いたスタッフなのです。それを何度も繰り返してきている」

感染症法には、積極的疫学調査の実施権限は都道府県知事にあるが、その結果を厚生労働大臣に報告しなければならないと書いてある。広域発生対応についても法律に定めがあり、国は自治体に対して緊急時には強制力の強いやり方も可能だった。だが、それはみだりに抜いてはいけない刀だろうと齋藤は思った。いったんそれをやってしまうと自治体は「うちはやりませんから、国が勝手にやってください」となるかもしれない。

この問題は、のちにネシッドがハーシス（HER－SYS）という新システムに代わっても、解決を見ない課題となっていた。

学生ボランティア

人員不足の危機を救うために登場したのが「ボランティア班」だった。東京大学大学院で公衆衛生学を専攻する金森万里子がそのメールを目にしたのは三月九日のことだった。

「公衆衛生学専門家・疫学専門家の皆様」と書かれた押谷と西浦の連名の添付ファイルが、各大学の公衆衛生大学院やロンドン大学衛生熱帯医学大学院修了生のメーリングリストなどに送られてきたという。

〈全国で発生したクラスターのデータの収集・解析・専門家の現地派遣を行い、日本でのエピデミック鎮静化に向けて連日努めているところです。しかし、人的資源に限界が生じるほど流行が拡大を続けており、この一週間でクラスターサイズが拡大を続けております。この国難の折、ボランティアで恐縮ではございますが、有志を募ってクラスターデータの入力とデータ整理の作業ができる人員を募集いたします〉

金森は翌日には厚労省のクラスター対策班の「部室」に足を踏み入れ、ボランティア第一号となった。ホワイトボードだけではなく、壁という壁に解析や数式などが書かれた紙が貼られている光景に圧倒された。

金森らボランティア班に託されたのは自治体の公表資料からデータを拾い、エピカーブ〈流行曲線〉やクラスター図を作るための情報を収集することだった。プレスリリースの発表は夜中が多く、都道府県によってフォーマットも、公表されている情報もバラバラであった。

クラスター対策にデータが必要だとは言われていても、具体的にどのようなデータなのか、その内容は固まっていなかった。住所や接触履歴など、どんな情報をどこまで収集するのかのフォーマット作りから始めることになった。

長崎大学医学部四年の山崎里紗は、ボランティア募集メールを見てすぐに羽田行きの飛行機に乗り込んだ。大学院生を中心に常時一〇人ほどいたボランティア班でも、学部生だった山崎は最年少の二二歳だった。他の参加者と比べて経験が少ないことはわかっている。しかし、こんな自分でも役に立つことがあるはずだと、ホテルやウィークリーマンションで暮らしながら、毎日厚労省に通いつめるようになった。

実際の作業はアナログで地味なものだった。プレスリリースを探して、キーワードを入力していく。山崎は学生である自分ならまだしも、医師免許や博士号を持った人たちがこのような地道な作業をしていることに驚いた。

ボランティアたちも、いつ自分がコロナに感染して作業ができなくなるかもしれない、という可能性を考えて動いていた。人員が交代しても同じ精度になるようにルールを整えていく作業はそれほど容易ではなかった。誰がどの都道府県を担当してもクオリティを保てるフローを作らなければならない。感染者は日に日に増えていく。それに対応するために、それぞれが得意な分野を生かして、複数のデータソースを統合したり、エクセルマクロを組んで効率化を図ったりした。

東京大学大学院薬学系研究科の仁宮洸太《こうた》は、パイソン(Python)でデータのクオリティを担保するためのプログラムを書いていた。

「この時はデータの形式やルールが毎日のように変わっていくので、使っては捨てるコードを日ごとに書いていました」

その日のうちに情報をまとめるために、仁宮は深夜まで作業することもあった。

週に一度、クラスター対策班は全国のクラスターを把握する「クラスター会議」を開き、ボランティア学生も参加を許された。議論は週を追うごとに緊迫感が増していく。押谷の携帯電話が常に鳴り止まなかったことを金森は忘れられない。

＊

二月二一日に東京に来た時は一泊のつもりだったという押谷は、それからずっとキッチン付きのホテル暮らしをしていた。ひとりで外食をするのは気が進まないため、押谷は「毎日違うメニューを自炊する」ことを自分に課していた。厚労省から戻るのは毎晩〇時を過ぎている。フィリピンやフィジー、中国など海外生活で覚えた青唐辛子やココナッツを使った料理を作る。ビールを飲みながら料理を平らげ、食器を洗ってから、ようやく布団に潜り込む。

だが、毎晩深夜三時頃になると、どうしても目が覚めてしまう。

暗闇で思い出されるのは、妙な符合が重なっていることだった。武漢閉鎖の一月二三日には自分が部長を務める東北大学山岳部の部員が二一歳の若さで亡くなった。WHOによる新型コロナウイルス感染症のパンデミック宣言は、東日本大震災が起きた三月一一日だった。そして、WHOでSARS制圧を共に闘ったイタリア人医師カルロ・ウルバニがSARSにより命を落とした三月二九日がもうすぐやってこようとしていた。二〇〇三年、ウルバニ医師が前線で診療にあたっていたベトナムのハノイ・フレンチ病院に北京から押谷が駆けつけた翌日、ウルバニ医師はタイのバンコクに向かう途中で発症した。わずか四六歳、妻と幼い子ども三人を残してこの世を去るのはどれほど悔しかっただろう。武漢で新型肺炎の恐ろしさを初期に警告し、結婚式を延期してまで前線に立ち、コロナに感染して二月に亡くなった若き医師に、ウルバニ医師の姿を重ねていた。

ウルバニ医師は、危険を気遣う家族に対しこう言った。

「こうした状況で私が働かなかったら、いったい私は何のためにここにいるのか。Eメールの返事を書き、カクテルパーティに出席し、論文を書くためか」

「COVID-19への対策」という押谷のスライドの最後に、当初なかったウルバニ医師の写真と追悼文が追加された。

すべてが偶然であることは押谷にもわかっていた。だが、どうしても心がざわめくのだ。クラスター対策は正しいという確信をもって戦略を描いてきた。だが、深夜になるとこれは本当に正しかったのだろうかと不安に襲われる。

真夜中なのに、救急車の音がひと晩中響き渡っている。どうしてこんなに救急搬送が多いのか。受け入れ先の病院が見つからず、患者がたらい回しになっているのだろうか。

内閣官房職員がコロナに感染し、自分の泊まっているホテルにも感染者が出た。

ウイルスがすぐそこまで迫りきているのを感じていた。

第3章

桜の季節の感染拡大

3月11日~22日

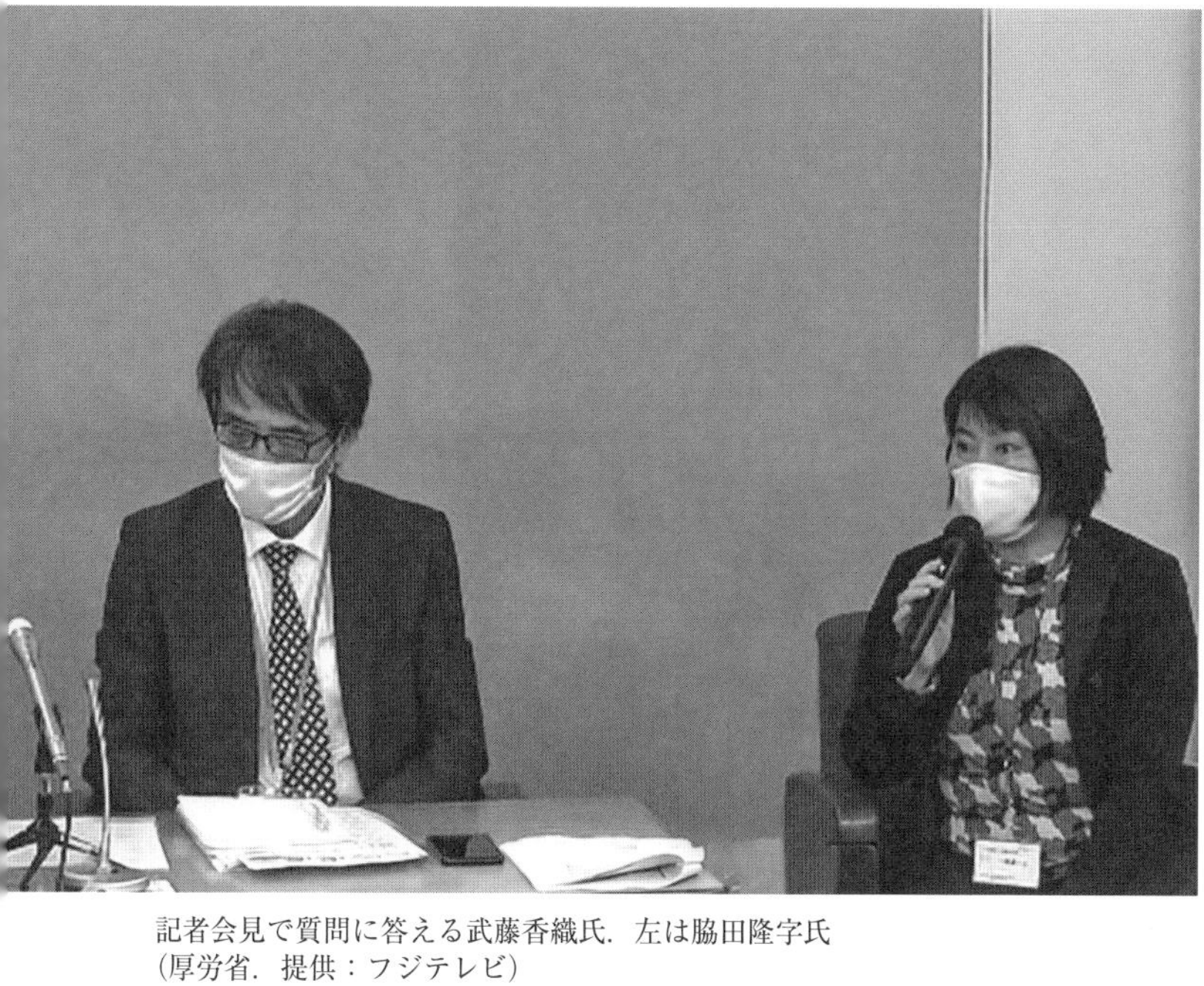

記者会見で質問に答える武藤香織氏．左は脇田隆字氏
(厚労省．提供：フジテレビ)

御用学者の本分

「もう自分は専門家会議をやめようか……」

専門家会議の勉強会でつい声を荒らげ席を立ってしまった川崎市健康安全研究所所長の岡部信彦は、そんなことを思いながら東京大学医科学研究所の武藤研究室をあとにした。

専門家会議の構成員たちで行われている勉強会は、三月半ばになるとその回数は週に二回から三回になり、深夜に及ぶことも少なくなかった。三月一九日に予定された専門家会議に向け、どういった対策を提言するのか、勉強会での議論は互いに遠慮することなく日に日に激しさを増し、時には怒鳴り合うような激論ともなっていた。

押谷らクラスター対策班のメンバーは、今のままでは感染は抑えられないから強めの手段を講じたほうがいい、「もっとやるべきだ」と主張した。

一方、岡部はもう少し穏やかな対策を提案していた。このウイルスは蔓延《まんえん》する病気だが、重症度からいえばそれほどムキになる必要もないだろうと考えていたからだ。独自の緊急事態宣言を行った北海道の感染者数は減少に転じて落ち着いていたし、全国で見ても日ごとの感染者数はこの時点では減っていた。自粛疲れという言葉も広がってきている。

「受験勉強でも、がんばっているところにもっとやればできると言ってバンバン叩くと嫌になってしまうもの。良い時にはぽっと休むこともやり方だ」

岡部は「緩めるのではなく現状維持」を提案するために、このような比喩を使った。その背景には、小児科の臨床医をしていた時の経験があった。どれだけ良い医療であると医師が患者に提案しても、本人が嫌だと言えば無理に医療を受けさせることはできない。ある時、致死的な血液疾患のために入院した小学校高学年の患者に対して、輸血が必要だと考えたが、両親からは宗教的理由で輸血は遠慮したいと申し出があった。岡部は両親を説得しながら、子ども本人からも時間をかけて話を聞いた。そうするうちに、子ども自身も熱心な信者であり、輸血という治療行為は本人の幸せにならないことがわかったという。岡部は本人と家族の願いを受け入れ、輸血をしなかった。その子どもは安らかに息を引き取った。

「責任を引き受けるとその反響は大きく、批判されたこともありました。でも自分は患者さんに真摯《しんし》に向き合ったという思いがあった。患者さんの気持ちを汲《く》み、一緒にやったことであれば、自分はどんな批判でも受け入れることができます」

この考えは公衆衛生や感染症対策でも同じだと感じていた。

「マスになれば多様な意見が出ます。同じ考え方をとりながらも、心配しすぎる人には『大丈夫ですよ』と言い、軽く見積もる人には『注意しなければだめですよ』と伝えなければいけない。でも最後は一緒にやったという思いが重要になる」

つまり、医学的に有益なことでも、相手の納得がなければ何の意味もなくなってしまうし、行動には移せない。患者はもちろん、自分自身にとっても不安や絶望感は、冷静な判断をする上で最大の敵だと岡部は考えていた。

そのような思いから岡部は勉強会でこう発言した。

「ロックダウンやそれに近い話が出るが、そういうことを強烈にやるとこの病気に対する不安は大きく膨らみ、失業する人だけでなく、絶望感からうつ状態や自殺者が多く出てしまう可能性も考えなくてはいけない。感染症による直接の重症化、最悪の死と、感染症を防ぐためとはいえ強烈な方法によるマイナスの部分とは、天秤にかける必要がある」

しかし、参加者同士の意見が対立する場面が続き、特に押谷とぶつかった。

岡部は一九四六年生まれ、東京慈恵会医科大学卒業後、国立小児病院（現・国立成育医療研究センター）感染症科を経て、WHOで働いた。そのポストに、岡部の次の次に就任したのが押谷だった。また尾身とは、WHOでともに感染症対策に携わったこともある。お互いどういう人間かは知り尽くしていた。どれほど激しく言い合おうとも、重症者を減らし、死者を一人でも少なくしようという思いは共通である。だが、どうしても意見がかみ合わないことがあるのだ。

この頃、岡部のところに、官房長官の菅義偉《すがよしひで》から突然、電話がかかってきた。話を聞きたいと言われ、永田町のホテルで一時間ほど会談した。

菅は専門家会議の議論の内容を尋ねた。さらに岡部の個人的意見も聞かれたが、岡部の答えはいつも同じだった。

「大切なのは医療体制です。もし感染したら不安を除き、人にうつさないようにして治癒を待つように説明できればよい。多くの人はそれで回復するし、大きな心配はいりません。一方感染症は重症になる人も一定数いるわけで、その受け皿となるきちんとした医療ができるようにしておくことがもっとも大事です。政治は、日本ではそのような医療を実現しますと言って、その方向に尽力してくれればいいのです」

菅は「そうですか」と頷いて、自分の意見は挟まなかった。このような菅との面会は幾度にも及んだ。岡部は政府や自民党だけではなく、野党の議員から話を求められることもあったが、これと同じ話をしたという。

「傍《はた》から見れば、こういうのを御用学者と言うのかもしれません。でも私は政府や為政者の考えにすべてイエスと言っているわけではありません。『ちょっと待ってください』と言う必要もある。医学的・科学的な立場から正しいと思われる意見を述べることが、本来の御用学者だと思うのです」

岡部は政治家や政党によって、発言を変えたことはないと話す。もともと持っていた、強すぎない対策をとるべきだという信念が、政府の意見と近かったというのだ。

そもそも岡部が感染症対策に大きく関わったのは、二〇〇三年のSARSや二〇〇九年の新型インフルエンザだった。新型インフルエンザの際は、国の対策を検討する専門家諮問委員会の委員を務めていたが、この時の悔いをずっと持ち続けていた。すでに疫学調査をしても意味がない時期になっても、感染症法上、保健所は調査を勝手にやめるわけにはいかず、延々と調査を続けたことで、現場は大きく疲弊した。

さらに新型インフルエンザ等対策特別措置法を制定する時にも、岡部は有識者会議の委員として関わった。この特措法は二〇一二年に成立、二〇二〇年三月一三日に改正され、新型コロナウイルスもその対象となった。

「二〇一二年に特措法を作る時に、二〇〇九年程度の波であったらこの法律の適用に値しないと議論しました。しかし、そのコンセンサスは法律には書かれておらず、行政の担当者はどんどん変わっていき、条文の字面《じづら》しか見なくなる。それが心配だと当時から懸念していました」

岡部は、行政は失敗したくないから、対策を行うとなったら強めにやりたくなるだろうと考えていた。疲弊した現場を見ていた自分たちが発言できているうちはこういう話ができるけれど、担当した者がいなくなった時が心配だ、と八年前に懸念していたことを思い出していた。

遅れた検疫対策

その頃、脇田隆字はもっと強い対策を早急にしなければ間に合わない、三月一九日の専門家会議まで待っているわけにはいかないと焦っていた。心配の先は、海外からの入国者・帰国者の検疫体制だった。WHOは三月一一日、ついに世界的流行を認め、パンデミック宣言を発していた。

三月一三日、脇田と尾身、押谷、西浦、鈴木基は加藤厚労大臣の大臣室を訪れ、西浦によるデータを示して「安心できる状況ではない」という危機感を直接伝えた。

翌一四日の勉強会で押谷は、「ヨーロッパからの入国者による感染が増えている。検疫を強化しなければならない」という警告を発した。感染者の中心は中国から、ヨーロッパに移行しようとしていた。イタリアでは一月三一日に非常事態宣言を発し、いったんは感染拡大を抑えこむことができたかのように見えたが、二月下旬から爆発的に感染者が増加していった。その火の粉はスペイン、そして欧州全土に飛び火していった。

一方、日本政府の水際対策は遅れをとっていた。これに対して押谷は、「感染輸入例の増加があるのでその対策をしなければならない。帰国者の健康監視は保健所が行うが、その保健所はもう手いっぱいで追いつかなくなる。入国者制限だけではなく、帰国者対策がすぐに必要だ」と述べた。春休みで学生たちも海外旅行に出ている。

国立国際医療研究センター病院国際感染症センター長で、座長が求める出席者として専門家会議に参加していた大曲貴夫《おおまがりのりお》も賛成し、「帰国者対策はダイヤモンド・プリンセス号がいいモデルになる。一四日間自宅で健康観察を行えばいい」と返した。

この要望は当初、一九日の専門家会議で他の提言と一緒に出すつもりだったが、脇田はそれでは遅すぎると考えた。一六日朝九時に感染研二階にある所長室に着くと、脇田は専門家会議のメーリングリストにこのような文章を送った。

「渡航者の健康観察は一九日を待たずに政府に進言したほうがいいと思います」

尾身から「賛成です。脇田先生が厚労省に伝えてください」と返事があり、岡部からは「要望書を出すなら、自治体や保健所の代表も専門家会議に入れるよう要望してください」と返ってきた。脇田はすぐに文章を作り、皆の意見を反映してまとめたものを、「専門家会議から厚生労働省への要望」として、その日の一五時一六分に厚労省に送った。

二月二四日に専門家会議が最初に見解を出した時に、役所の作法に従って「下から文書をあげるべきだ」と叱咤《しった》された経験から、脇田は今度からはそのようにしようと考えていた。だが、今回は一刻を争う事態だと焦り、いきなり厚労省医系技官のトップである「鈴木康裕医務技監」あてとし、CCの同送で、局長、課長などコロナ対策に関わる厚労省の役人のほとんどが登録しているグループメールを加えた。

送った「要望」に対し、すぐに脇田のところに厚労省の役人から次々と電話がかかってきた。「これは入れないでくれ、これを入れてくれという電話です。役所はずるいからこういうことはメールでは残さない。厚労省への要望書なのに、厚労省が文を修正してきたのです」

翌日の一七日、厚労省から緊急に専門家会議を開きたいという連絡があり、第七回の専門家会議は急遽《きゅうきょ》、書面をもって決議を行う「持ち回り」で開催されることになった。一四時に厚労省からのメールで修正案が提示された。

大きな変更は、「ヨーロッパ、アジア諸国からの帰国者がコロナウイルスPCR陽性になる例も検出されはじめた」という部分が、「ヨーロッパ諸国やエジプトからの移入が疑われる事例」とされ、アジア諸国が削除されていた。また、保健所が帰国者の健康観察をするのは無理なので、フォローアップセンターを作ってほしいという要望も削られた。

さらにこれまでまったく議論したことも、要望したこともない文が書き加えられていた。「要望」は脇田の名前で出しているのにもかかわらずである。

一四時一七分、脇田は厚労省に対してこう返信した。

「『渡航中止勧告及び入国拒否の対象となる海外地域を欧州の感染がまん延している特定の地域まで拡大し』は専門家会議では議論していませんので、外して下さい。これは政治判断ですので政府の判断としておこなって下さい。中国、韓国を渡航中止勧告及び入国拒否の対象としたときも専門家会議はなにも意見を聞かれていません」

要望書には、専門家の評価と分析に基づいて推奨される対策を書き込むものだと脇田は考えていた。専門家からの要望を役所的文書に書き換えられることに抵抗があった。

押谷からは「東南アジアはどうするの?」とメールがあり、アジアからの感染者の流入を心配している様子だった。脇田は厚労省の課長と担当者に電話をかけた。

「東南アジアは入れてくれなきゃだめだよ」

役所の若手担当者は「はい、わかりました」と言って、一七日に正式に発表された要望では「東南アジア」の文字は入れられた。とにかく時間がなく、厚労省側も混乱していたのだろう。省内でも、下から上にまであげられなかったようだ。発表後に、鈴木医務技監から脇田は、「なんで勝手に入れたのか」と怒られたという。脇田は「ちゃんと厚労省の人に通してやってもらってるんですよ」と説明すると、「誰だ、それ」と話が通っていないようだった。

「感染研は厚労省の直轄の研究所なので、役人からすれば部下みたいなものだと思っているのでしょう。でも、僕は怒られても関係ないし、我々の要望を入れることが大事です。こちらの意向をなるべく汲んでもらえる形で政策に取り入れてもらうことが目的ですから」

一方、鈴木医務技監はこのように考えていた。

「リスクがあるのは誰でもわかっています。ただ、この国は危ないからといって、国境を閉じることができるかという問題です。WHOや関係機関に問い合わせても、データがないという。そういう国が危ないと専門家が要望書に書いてしまえば、我々も何もしないわけにはいかなくなります。そうすると、相手国からすれば『データもないのになぜそんなことやるんだ』と外交問題に必ずなる」

いずれも感染拡大を食い止めたいと考えているのに、噛み合わない思いは解消されなかった。持ち回りの会議は一七時には意見を集約し、一九時過ぎから脇田は記者会見を行った。厚労省から会見をやってくれと急に言われたからだ。

「専門家会議がこう言っているので検疫強化しなければならない、と役所はアピールしたかったのかもしれない」

脇田はそう思ったが、いち早い対策につながるならと言われるがままに従った。何の準備もしていなかった。

三日を争って緊急で取りまとめた「要望」だったが、ヨーロッパからの帰国者・入国者について二週間の待機が開始されたのは三月二一日からとなった。さらに指定された地域以外全世界からの健康観察が行われたのは四月三日になってからだ。このタイムラグが感染拡大の一端になったと脇田は考えている。

「実際に対策がとられるまでに二週間ほどかかってしまったところは、自分の押しが弱かったところだと思っています。要望を出したあとに、もっと強く言わなければいけなかった。出すだけで満足してしまった部分があったのかもしれない」

脇田はそう省みるが、一週間ほどあとの三月二五日にも脇田の名前で「専門家会議から厚生労働省への要望」をもう一度送っている。大きく分けて二つの要望があり、一つは「市民への啓発強化と事業者への経済的支援の検討について」、二つめは「帰国者・入国者に対する健康観察の徹底」である。

「三月一七日からの一週間で、欧州各国、米国、エジプトを含む二〇か国以上から七五例の輸入症例が報告されている。専門家会議としては、今後、その甚大な影響を非常に懸念する」として、こう要望した。

「既に検疫を強化する国は拡大されているが、現在、指定されていない国々からの帰国者・入国者に対しても二週間の健康観察を行うこと」

「一時帰国していた留学生、海外から帰国した学生、赴任先・出張先から帰国した人等については、学校と事業者が責任をもって上記の指導、隔離環境の確保、精神的なケアに努められるよう、支援をしてもらいたい」

三月一七日の要望は厚労省のウェブサイトで公開されているが、二五日の要望についてはなぜか公開されていない。

のちに感染研がゲノム分子疫学調査を行ったところ、一月から二月にかけての感染者は武漢由来のウイルスで、これはいったん封じ込めに成功していた。だが、三月中旬から欧州系統のウイルスが流入し、全国での感染拡大につながったことが明らかになった。

それにしても市民に対する「見解」ならまだしも、厚労省に対する「要望」までも役所が事前に細かくチェックしたり、書き換えたりするのはどうしてだろうか。

「専門家の文章はそのまま政策には使えないこともあります。どうしても実際の政策に反映するには脇が甘いところがあります。論理的に見えて、情緒的なところもある。それがベストな解なのか、断言することで他の選択肢がなくなることもありえます。一方、役人の文章はできないことを隠しがちです。こうやって解決しろと書かれても、現実的にはできないことがいっぱいある。たとえば専門家会議など役所に近いところのクレジットで文章が出ると、メディアや国会からはなぜできないんだと責められ、その説明に追われて、本来やるべき対策ができなくなることを役所は懸念しています」

齋藤智也は、役所と専門家の文書をめぐる攻防をこのように分析する。だがその一方で、専門家会議が思い切ってあのような要望を出さなかったら、感染拡大は深刻なことになっていたのではないかと言う。

「この時期にもし役所がこれを書いていたら、何の評価もレポートも出せなかったでしょう。『本当にそう言えるの?』と突き詰めていったら、八割方そうなるという見解すらも、エビデンスがないと役所としては出すことができなくなります。感染症の初期はエビデンスが十分にない一番難しいフェーズなので、躊躇なくスピード感をもって対策を行う必要がある。厚労省としても専門家会議という名前で出してくれてよかったという点もあるでしょう。とはいえ、専門家といえど、政府の対策本部のもとに設置されている以上、まったく整合性がとれないことが書かれるのも困るのです」

役所の論理に通じた、かく言う齋藤もまた、「役所的な美しさ」からかけ離れたある文書を手にこの時期、大阪へ向かっていた。

大阪・兵庫の往来自粛

齋藤の考える「役所的な美しさ」とは、きちんと皆が合意し、エビデンスとして恥ずかしくなく、あとで誰からも責められないものだった。だが、手にしていた文書は「名無し」だった。この文書のクレジットをどうするか、内部で意見がまとまらなかったのだ。クレジットとは責任問題を指した。

三月一六日、クラスター対策班で「これやばいよ」という声が飛び交っていた。西浦らの試算データによると、東京都と大阪府、兵庫県にオーバーシュート（爆発的患者急増）のリスクがあるという。二〇日から始まる三連休の行動が懸念され、すぐにでも警告を発しなければならないと意見がまとまった。

通常であればこれも下からあげるべき案件だが、そんな時間はなく、大臣に直訴することになったと齋藤は言う。そのためには一枚の紙に落とさなければならないと、齋藤が提言を含めた内容をすぐにまとめ、二枚目にデータを付けた。

当日、急遽加藤厚労大臣に時間をとってもらい、西浦と齋藤とで説明に行った。大臣だけではなく、そこには鈴木医務技監など厚労省の幹部も同席していた。齋藤は、「こういう状況ですので、すぐに東京都と大阪府に提言に行きたいと思います」と話し、そこで内諾を一気に得た。

大阪府庁健康医療部長の藤井睦子のところに、厚労省から突然電話がかかってきたのは三月一七日のことだった。

「明日お邪魔したい」

大阪で発生したライブハウスクラスターの最後の陽性者が出たのが三月一一日で、一息ついたところだった。そろそろクラスターの終息宣言をしようか、イベント自粛も解除しようかという計画も検討されていた。

翌日の午前には、齋藤と厚労省の職員の二人が、大阪城が真正面に見える府庁の部長室に座っていた。

「専門家で試算したら、このようなものになりました」

そう言って渡された「大阪府・兵庫県における緊急対策の提言（案）」と書かれた文書を見たとき、藤井は驚きがそのまま口をついて出た。

「すごい試算ですね」

八三人の感染者が発生したクラスターで大変な思いをしていたのに、その試算によると、三月一九日までの間に大阪府と兵庫県で患者が七八人、次の七日間（三月二〇～二七日）に患者五八六人、次の七日間（三月二八日～四月三日）に患者三三七四人、重症者は二二七人と書かれていた。

驚きながらも、藤井は不思議に思った。

「二〇～二七日というのは八日間だが……」

よほど慌てていたのだろうか。そして何より解せなかったのは、文書にクレジットがないことだった。役所の通常のやり方ではありえないことである。専門家会議の試算なのか、クラスター対策班か厚労省なのか。個人名さえない。名無しであることは、この文書がどこからもオーソライズされていない、責任の所在がはっきりしないものだと示していた。

だが、その提案はかなり踏み込んだ内容で、必要な対策として「大阪府・兵庫県内外の不要不急な往来の自粛を呼びかける」と書かれていた。

藤井は考えた。彼らは役所の人間だ。作法はもちろん熟知している。それでも、不完全なままでも慌てて飛んで来たというのは、これはよほど勇気を出して来てくれたのだろう、そして相当に急を要する状態だと考えてのことであろう。齋藤らはこの足で、兵庫県にも説明に行くと話していた。

藤井は礼を言って、こう返した。

「重い警鐘をいただきました。大阪府の担当部長としてオーバーシュートが起こりうるシグナルを非常に重く受け止めています。府知事と大阪市に、私が責任を持って共有します」

＊

藤井はこの日、吉村洋文《ひろふみ》大阪府知事に電話をし、概要を説明した。翌一九日には文書を見ながら意見を交換し、知事からの提案でイベント解除の再検討を行うことになった。

この日の夕方、松井一郎大阪市長がメディアに向けて「兵庫県と大阪府の往来自粛」をいち早く発信した。吉村府知事もそれに続き、メディアの囲み取材で、「国の専門家から大阪府と兵庫県における緊急対策の案というものをいただきました。これを踏まえまして、大阪、そして兵庫間の往来につきましては、この三連休は不要不急の往来を自粛する」と要請し、感染者数の試算も発表した。

大阪と兵庫間の往来と松井市長や吉村知事は言っているが、専門家の作成した提案の文書では、前述した通り「大阪府・兵庫県内外の不要不急な往来の自粛」と書かれている。県内外への往来自粛の提案が、意図を読み違えて発表された。

片や井戸敏三兵庫県知事は、懸念を示す発言をした。

「今の段階で往来を禁止するなんて無茶なお願いをする状況ではないと思っていますが、不要不急の往来は控えてくださいということをお願いしている」

実は、藤井は厚労省の担当者から「この文書は非公表でお願いします」と念押しされていた。藤井はそのことを知事にも伝えたが、知事は府民との共有が必要と考え、発表したようだった。翌日から三連休が始まる。安心ムードだった大阪府民に発信するのは、この日の夕方までだと急いだのかもしれないと藤井は思った。知事が往来自粛を要請した一九日に、藤井は来阪した厚労省の担当者に、この文書を公表できないかを問い合わせている。だが、回答は「きちんと決定した文書ではないから公表できない」というものだった。

翌三月二〇日は祝日だったが、大阪府新型コロナウイルス対策本部会議が開かれる予定だった。藤井は朝九時過ぎに登庁すると、もう一度厚労省の担当者の携帯電話に電話をかけた。

「知事が対策本部会議でこの文書を出したいと言っているので、何らかのクレジットをつけてください」

前日、公表は不可だと言われていたが、どうしても公表したいという知事からの強い要望があった。すでに「大げさ」「急すぎる」「兵庫県との調整ができていない」という批判が出ていた。誰によるどういう提言で、府民に強い自粛を要請したか、その根拠をしっかり示す必要があると考えた。

対策本部会議は一一時から開始予定だった。厚労省の担当者は慌てて調整し、藤井がクレジットを受け取ったのは会議開始の一〇分ほど前だった。厚労省から提示された最終的なクレジットは、「3／18厚生労働省コロナ対策本部クラスター班の専門家（北海道大学西浦教授等）が作成した資料として入手」となった。専門家個々人の責任に帰するという結論に至ったのである。

だが、吉村知事はそのような受け止めはしなかったようだ。その日の府の対策本部会議の議事録には、「厚労省」が作ったものだとの認識を示した吉村知事の発言がある。

「この緊急対策の提案ですけど、厚労省がわざわざ作って、専門家と一緒に作って持ってきて、府に説明した文書だから、今テレビでいろんなコロナの専門家も出てますけど、民間のなんかそういう専門家が作ったものではないですしね。やっぱり僕らとしては国が作ったもんだから、そういう説明をわざわざ大阪府にしに来てるのでね、重く受け止めなきゃいけないと思うんですよ、数字も含めて」

一方、藤井は「傾向に対する警告、今後急増する可能性があるという警告」と考えており、こう発言した。

「患者の推計値については、これが正しいかどうかというのは、一つのシミュレーションであるという認識です」

結局、自粛を呼びかけた効果もあったのか、この数字は現実とはならなかったと藤井は言う。その後三月末に、藤井は西浦に連絡して「新しいデータを送るのでもう一度試算してもらえませんか」と頼んだ。西浦はすぐに試算をしてくれ、そして今度はほぼ予測が当たった。試算予測は、病床確保のための目安として必要だと藤井は捉えていた。

「この紙を思い切って持って来てくれたから、大阪でも陽性率やリンク不明者をきちんと出すようになり、それが大阪モデルのベースになりました。毎日データを細かくチェックしているので、あとは基準を設けるだけだからです。そして、私たちは実際の感染者数が、さまざまなモデルに沿うのか、チェックし続けています。数理モデルの専門家は職員にいないため、数学が得意な職員がやってくれています」

藤井は押谷とも情報交換をしていた。三月上旬には押谷が大阪に意見交換にやってきたし、押谷から藤井に電話がかかってくることもあった。例えば、四月二日にかかってきた電話はこのような内容だった。

「ウイルスの特性がわかってきた。呼気があがる場面にリスクがある。それと接待を伴う飲食店のリスクが高い。でも抑制していけば展望はある。府知事に呼びかけてほしい」

ただ緊急事態宣言に向かっていくなかで、このような専門家会議のメンバーたちとの連携は途絶えていった。その理由を藤井はこう考える。

「専門家会議のあとに政府の対策が発表されるなど、専門家会議は政府の対策をオーソライズする重要な存在となっていった。もう個々人の専門家の意見を軽々と言えるような状況を超えていったのではないか」

＊

一方、押谷は三月一七日に東京都健康安全研究センターに向かった。手にした文書には、東京都の感染者増加に関する試算が書かれていた。

この試算は公表されている感染者数のリンクの有無に問題があったため、都の担当者は再試算を求めた。

四月六日に小池百合子東京都知事は記者会見で説明している。

「クラスター対策班の皆様方の熱心な予測でございますけれども、最初一万七〇〇〇という数字が出たり、その次三〇〇〇が出て、その翌日三〇〇〇になっていたりと、数字が大きく揺れているところもございました」

この件に関して、厚労省の対策班はのちに東京新聞の取材に、「有識者として押谷氏が都に助言したもので、厚労省が発出した文書ではない」と答えている。

責任の所在をめぐる混乱や責任の押し付け合いは、緊急事態宣言に近づいていくにつれ加速度を増していく。

文書とりまとめの役割変更

押谷がもっとも懸念していたのは、実はオーバーシュートそのものではなかった。

「世間ではオーバーシュートと言って、急激に感染者が増加することを恐れていて、近いうちに日本もイタリアやニューヨークのようになるのではないかと話していました。しかし僕らが一番恐れていたのは、医療が逼迫《ひっぱく》してクリティカルケアのリミットを超えることでした。ICU病床や人工呼吸器が足りなくなって、コロナの患者だけではなく、他の重症者の命も助けられなくなる。東京では病院での大規模な院内感染が起きるなど、リミットに近づいてきていた」

この危機感は、専門家会議でも言及されている。厚労省は内容を削ってほしいと言い、専門家側は譲れないと攻防があった「人工呼吸器の赤実線問題」である。

三月一九日に発表された専門家会議の「提言」には、「大規模流行時に想定される一〇万人当たりの新規感染者数と重篤患者数」という図が掲載されている。「日本のある特定地域（人口一〇万人）に、現在、欧州で起こっているような大規模流行が生じ、さらにロックダウンに類する措置などが講じられなかったと仮定した場合にどのような事態が生じる」のかを西浦が推計した。

それによると、症状の出ない人や軽症の人を含めて、流行五〇日目には一日の新規感染者数が五四一四人に上り、最終的に人口の七九・九％が感染すると考えられるという。また、呼吸管理・全身管理を要する重篤患者数が流行六二日目には一〇九六人となり、地域の人工呼吸器の数を超えてしまうことが想定されていた。図には、日本国内の一〇万人あたりの使用可能な人工呼吸器台数が赤実線で示されていた。六五歳以上の重篤患者数が一〇万人あたり二〇〇人を超えたとしても、人工呼吸器の台数は下方で一定となっている。

この赤実線について、厚労省は「こんなものは入れる必要はない。入れてどうするんだ」と言い、西浦らクラスター対策班のメンバーは、事実だから書くべきだと反論。しかし役所は、「それがわかったからどうなるんだ」と応じなかった、とクラスター対策班でこのやりとりを見ていた齋藤は言う。

「役所はパターナリスティックな考え方をし、対策がすぐにできないことを市民に伝えても不安にさせるだけだと捉えたのでしょう。一方、西浦さんはインフォームド・ディシジョンを促すべきだという立場でした」

インフォームド・ディシジョンとは、医療でよく使われる用語で、治療などで考えられるすべての選択肢について、ベネフィットとリスクの情報を患者と医療側が共有して、患者が主体的に意思決定を行うという考え方である。他方、パターナリスティックな考え方とは、父権的に医療者が患者にとって最良の方法を判断して伝えるものだと言われている。

さらに齋藤は、役所側は「では人工呼吸器は足りているのか」という説明責任を負うことを恐れていたのではないかと考えていた。

事実を伝えるには責任をとることまで考えるべきだという役所の論理と、事実はありのまま伝えるべきだという研究者の信念との間には大きな乖離が存在した。相当数のやりとりがあったあと、この赤実線は「提言」に入れられることになった。なぜここまでして専門家は役所を説き伏せなければいけなかったのか。

二月二四日、三月二日、三月九日に出された三度の専門家会議の「見解」は専門家が文案を書いて、それに厚労省の職員が修文した。だが、三月一九日以降は厚労省の職員が原案をまとめ、その後専門家が手を入れることになった。そして、専門家会議から出される文書は、「見解」ではなく、「状況分析・提言」という名に変更された。

最初は三月一九日の提言も、武藤が皆の分析を元に四ページの文章に起こしていた。「見解案を厚労省から確認させてくれと言われたので、見せます」と武藤は専門家会議の勉強会のメーリングリストに送った。そして一四日の勉強会には、厚労省の官僚も数人参加した。そこで尾身は皆に問うた。

「体を痛めてまでもこれからも自分たちで文章を作り続けるのか。それとも、事務局に応援を求めるのか。どうするか」

最初の頃のように手弁当ですべてを行うことに限界がきていた。分析すべき資料も増えていき、情報も多岐にわたった。

「毎日やっていたら死んじゃうくらいだよね。専門家を事務局がサポートしてくれるのは当たり前のこと。WHOでもそうでした」

この尾身の提案に対して、そうすると役所に都合よく捻《ね》じ曲げられ、役所の言いなりの文書になってしまうのではないかという反対意見も出た。尾身はこう続けた。

「ここは絶対に大事だということは主張すればいい。全部は通らないかもしれないが、どこかで折り合いをつける。言い回しが官僚的な文章になるのは仕方がないけれど、どうしても譲れないところは介入されないようにしよう」

尾身としては、専門家に暴走されて、意向と違うことを発表されても困るという政府の懸念も理解できた。そうなると国会で追及され、火消しに時間が費やされてしまう。

ただし、勉強会は自由な議論の場にしたいと、官僚の参加は一回限りで以後断り、役所との意見交換会は別途行うことにした。文責を担った厚労省の担当者は毎回徹夜のような作業だったという。ギリギリまで内閣官房や各省庁との調整に追われていた。

大規模イベントをめぐって

事前に調整を重ねたはずの「提言」だったが、三月一九日に開催された専門家会議の場でも再び新たな論議が沸き起こった。大規模イベントに関する項目で、「主催者がリスクを判断して慎重な対応が求められると思います」ととりまとめた提言について、会議中に役所側から「適切な感染症対策をすればできる」という表現にならないかと打診があったのだ。

クルーズ船の検疫業務の支援に携わり、座長が求める出席者として専門家会議に参加していた国際医療福祉大学医学部公衆衛生学教授和田耕治は、「『適切』と『慎重』は、何が違うんですか」と尋ねた。役所の回答は、「『適切』は対策をきちんと行えばやってもいいと解釈できる。一方、行政が『慎重』と言う時は、やめてくださいという意味に等しい」だった。

和田は続けて、「そういう表現だとすると今の段階ではやめていただく方向に、『慎重』に傾けていかないと感染拡大は止められない」と発言した。他の委員からも賛同のコメントが続き、「提言」では「慎重」という表現が採用された。

和田は一九七五年生まれ、産業医科大学医学部卒業後、新型インフルエンザの際に厚労省の専門家会議委員を務め、二〇一六年からは東京オリンピック・パラリンピックに向けた健康危機管理を研究してきた。その経験から、オリンピック開催は難しいのではないかということを一月の段階から警告していた。

「まだこの段階ではオリンピックは開催予定だった。そのため、イベントを慎重にとするとオリンピックが開催できない。政府にはそうした危機感もあったのだろう」と和田は考えた。

東京オリンピックは四カ月後に迫っていた。三月一四日に安倍首相は、「とにかくこの感染拡大を乗り越えて、オリンピックを無事、予定どおり開催したい」と強気の発言をしていた。

この日から専門家会議に参加することになった大阪大学大学院経済学研究科教授大竹文雄は、スピード感をもって物事が決まっていく自由な雰囲気に驚いた。通常の審議会のように、文案を形式的にやりとりするものと違って、尾身は皆の意見を聞いてどんどんその場で文章を修正していった。

大竹が初めて会議の場で「提言」を読んだ時に、「感染が落ち着いてきているなら静かなイベントは開催できるのでは」と思った。だが、専門家の持っている危機感は鬼気迫るものだった。

曰《いわ》く、武漢からの輸入例は一〇人ほどだったのに、あのような流行が起きた。今は毎日一〇人ぐらいの海外からの輸入例が見つかっていて、感染爆発のリスクが全然違う。それなのに、大阪のライブハウスでクラスターが起きても、東京では開いたままだという。大規模イベントはクラスターの危険性が大きいので、感染爆発を防ぐためにはそれを止めるのが効果的だとのことだった。

感染症の医学的なことは大竹にはわからないが、自分に求められているのは経済的な視点だと思った。経済的には「先の見通し」と「どのくらい続くのか」というのは非常に重要な事項となる。だから、このように質問した。

「このイベントの規制はいつまで続くと予想されますか？」

押谷は非常に厳しい顔で、「二、三年です」と即答した。

それまで「この一、二週間が瀬戸際」だと専門家会議は言っていたため、多くの人は長くても一カ月か二カ月のことだと思っていたのではないだろうか。大竹自身、秋に開催予定の学会ができるのか知りたいと思っていた。それくらいの時間軸で考えていたのに、年単位だと聞いた衝撃は大きかった。

だが、オリンピックを控えているためか、この押谷の発言は当時の議事概要には記載されていない。その代わりに、「提言」に「短期的収束は考えにくく長期戦を覚悟」という文言を入れることとなった。

これほど緊迫した議論にもかかわらず、大竹は提言だけ読むとそれほど切迫していないようにも感じた。「落ち着いてきた」という記載と「これからの危機感」に関する記載とを比べると、後者のほうが比重が高い。オーバーシュートが生じた場合の人工呼吸器の不足など厳しい内容もある。それでもなお、「確証バイアス」により、人は自分の信じたいことを読みとる特性があることを行動経済学が専門の大竹は懸念していた。自分が最初に読んで「開催できるのでは」と思った感覚を、多くの人も同じく持つのではないかと危惧した。

会議終了後に、大竹は尾身に話しかけた。

「危機感を前面に出した記者会見をお願いします。あの文章では伝わらないかもしれません」

実際、尾身は記者会見でかなり強い言葉を意識して使った。だが、自粛に疲れていた多くの人々は安心に飛びつき、この日以降感染者は増加傾向に向かっていく。

三月一九日の提言で、初めて入れられたのは偏見や差別についての言及だ。

〈感染者、濃厚接触者とその家族、この感染症の対策や治療にあたる医療従事者とその家族

に対する偏見や差別につながるような行為は、断じて許されません〉

武藤は祈るような気持ちでこの文言を入れ、岡部もこれに強く賛同した。

感染症の専門家や官僚が大きな危機感を抱えるなかで、ライブハウスや「夜の街」について議論されたが、使われる言葉一つひとつが武藤には暴力的に聞こえた。「これが社会に届くと偏見や差別のもとになる。外に出す文書や取材では言わないでほしい」と武藤は思っていた。だが、日本が感染にもちこたえられるかどうかという重大な局面では、「ただの言葉遣いの問題じゃないか、細かいことに口を出してくるな」と受けとられないよう、提言についても言葉少なめに赤ペンで指摘していた。

武藤は人権意識を上から振り回しているわけではなく、感染症の専門家と一緒に動くことで、自分自身も傷ついていた。

「私は、今回ハイリスク扱いになっちゃった場所が好きだから。学生時代はバンドに明け暮れていたし、父は今もビッグバンドをやっていてライブを趣味にしている。知人も多いし、雑居ビルの並ぶ歓楽街に救われたことも何度もあった。だから、ものすごく悩んで、この差別と偏見に関する文言を入れてもらいました。これは自分自身の傷にこれ以上塩を塗らないためでもありました」

差別の話をすれば、行政も専門家も皆が大事なことだと同意してくれた。それでも彼らにとって、それはこの時期の最優先事項ではないこともまた空気として伝わってきた。

議論は、次第にハイリスクとなった業種への長期自粛や人々への外出自粛などに及んでいった。では、営業自粛した人たちは明日からどうすればいいのか。武藤は、どれだけ対策のためであっても、そこで生きている人に自粛を求める傲慢さについていけない思いを抱えていた。

専門家は、政府や市民と危機感を共有できないといらだっていたが、武藤は専門家会議の一員でありながらも、共有できない人たちの気持ちが痛いほどわかった。心がついていけないのだ。自分がそうだったように、政府の人たちも市民も、感染症の専門家の考えを頭で理解できたとしても、感情としてすぐにはついていけないのではないかと思った。

偏見と差別についてはなんとか提言には書き込めた。しかし、感染症対策のために広がっている偏見や差別に対し、「大事なご指摘」という以上の対策がとれるのか、武藤の不安はつきなかった。

＊

翌日からの三連休、東京では桜が咲いていたが、上野公園などの都立公園ではシートを敷いて花見ができないようロープが張られていた。そして「桜は来年も咲きますから今年は自粛しましょう」とメディアは繰り返していた。それでも、武藤は目黒川に桜を見に行った。「桜が咲いたんだな、天気も悪くないし、ちょっと見に行きたい」と思った。川沿いには人がたくさん歩いていて、その顔は少し穏やかに見えた。

「みんな緊張感にさらされて、ちょっとほっこりしたかったんじゃないかなと思います。散歩くらいしたいし、桜も見たい。飲んで騒がなければいいんじゃないかと思いました」

岡部も妻と桜を見に行った。強い対策を講じようとする専門家との考えの違いに岡部は疲弊していた。花を見ながら、「やっぱりやめたい」という気持ちが大きくなっていく。だが、自分がやめた場合、世間は専門家会議が分裂したと思い、対策に影響が出るのではないかと踏み出せないためらいを抱えていた。また自分が意見を言っておかないと、一方に大きく動いてしまうのではないかという思いもあった。

桜を見ることの感染リスクは低い。桜ではなくて、人を見に行くからいけないのだと思うけれど、やっぱり人がいるところで一緒に桜を愛《め》でたいという気持ちも岡部にはよくわかった。そういう人を自粛が足りない、自分勝手だと批判する風潮もあったが、岡部は街に人がたくさんいることにむしろ安堵した。人が生きていく上でのささやかな楽しみまでウイルスに奪われるのはどうなのだろう。日常生活を守った上での対策は、本当にできないのだろうか。

岡部は緊急事態宣言に向かうことについて、強く反対していた。ウイルスを減らせても、人々を恐怖のどん底に陥れてしまうからだ。けれどもきっと理解してもらえないだろう。やはり自分がやめるしかないかと、葛藤は振り出しに戻った。

役所と専門家だけではなく、専門家同士の信頼関係が構築できないという構成員からの不満は尾身の耳にも入っていた。

緊急事態宣言を想定した基本的対処方針等諮問委員会が三月二七日に招集されることとなり、専門家会議の構成員は全員、諮問委員会にも入ってほしいと役所から要請されていた。諮問委員会は、二〇一二年に新型インフルエンザ等対策特別措置法が成立した時に規定されたもので、政府が感染症拡大を抑える緊急事態宣言を発令する際や期間の延長、解除などについて諮問を受け、妥当かどうかの見解を示す組織である。

だが押谷は「少数意見が記録に記載されないのであれば諮問委員会に入らない」とメールで返信した。武藤は特措法の初めての運用に際して、荷が重すぎると感じた。法学を専門とする委員を推薦し、諮問委員会には入らないと内閣官房に伝えた。

尾身はここで内部が分裂することはいけないと思い、専門家会議の勉強会の時に皆の前で強く言った。

「みんなで行くぞ。誰かが抜けるのはよくない」

そしてこう訴えかけた。

「国にも意見があるのは当然で、我々にも意見はある。この違いをどうマネージするかが極めて重要なんだ。国と何かをやるとあちらの方向に誘導されるのではないかと言うけれど、でも抜けてしまえば何もできなくなる。諮問委員会は国からの諮問に意見を言う立場だけれど、絶対に言わなければいけないこと、どうしても譲れないことがあれば、脇田さんも私も命をかけて闘うから、一緒にやりましょう」

尾身は言葉を続けた。

「専門家会議内部の人間関係だって同じだ。激論になるのはいいけれど、人間関係がぎすぎすするのだけはやめてくれ。これからチームでウイルスに対峙しようとしているのに、そういうことは本末転倒だろう。我々は何のためにやっているのかをよく考えてほしい」

「命をかけて闘う」という気持ちは尾身の心からの思いだった。尾身の気迫に圧倒され、誰一人として専門家会議や諮問委員会を抜けることはなかった。

第4章
緊急事態宣言発出へ

3月22日~4月7日

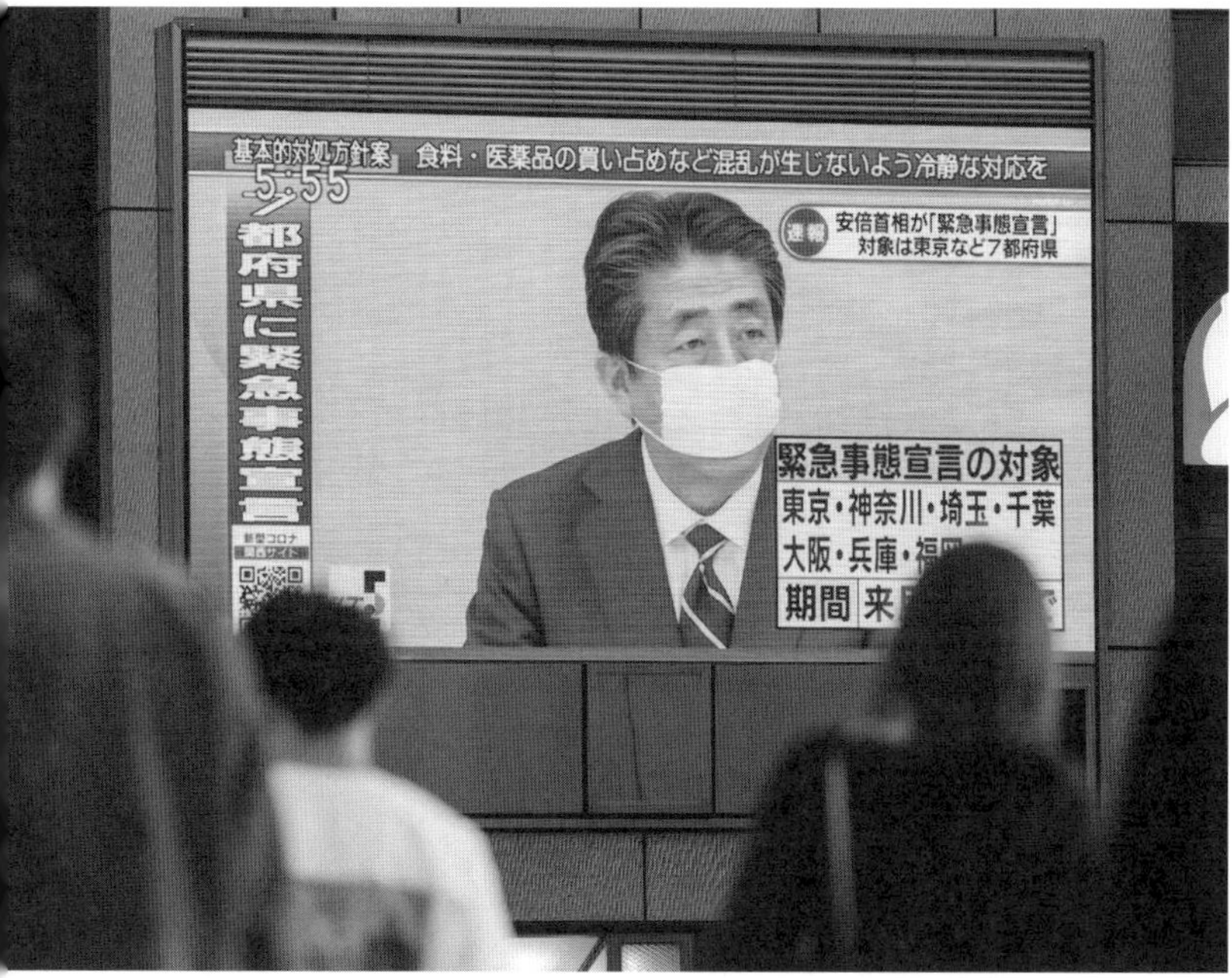
基本的対処方針案
食料・医薬品の買い占めなど混乱が生じないよう冷静な対応を
5:55
7都府県に緊急事態宣言
速報
安倍首相が「緊急事態宣言」
対象は東京など7都府県
緊急事態宣言の対象
東京・神奈川・埼玉・千葉
期間

緊急事態宣言を伝える街頭のモニター(大阪．写真：共同通信社)

「医療がもたない」

明治元(一八六八)年に設立された兵隊仮病院をルーツとする国立国際医療研究センター病院の正面玄関から院内を突き抜け、長い廊下を渡ると四階建ての建物にたどり着く。その奥にマジックミラーの窓をもつ四床の特定感染症指定病床がある。感染症は差別の対象になりうるという配慮により、外部から病室内が見えないように設計されている。病室からの空気はHEPA《へパ》フィルタで濾過《ろか》され、排出される水は煮沸してから下水に流し、ゴミは高圧蒸気滅菌法で消毒して捨てられる。うち二床はICU対応のできる病床であり、コロナ重症患者が入院している。

国際感染症センター長の大曲貴夫は、感染症の医師を二〇年近く続けてきて、初めて「怖い」と感じた。潮目が変わったと感じたのは、三月の三連休後だった。

「大曲先生、これは何かがおかしいです」

現場で診療にあたっている医師たちがそう言い出した。コロナ疑いの発熱相談外来の患者数が日ごとに増えていき、三月末には一日六〇人を超え、さらにコロナではないかと心配する発熱患者からの電話が鳴り止まなくなったのだ。

コロナ患者の受け入れは初めてではなかった。二月から三月初旬までは、ダイヤモンド・プリンセス号のコロナ患者を診療してきた。災害対応だったため、クルーズ船が停泊する大黒埠頭から「重症患者を受け入れてもらえますか?」という電話が深夜であっても容赦なく大曲の携帯電話にかかってきた。それでも三月半ばには目途が立ち、これからは月に数例発生するかもしれない患者に対応すればいいだろうと思っていた。ようやく一段落ついたと思い、大曲は法事のため佐賀県の実家に帰省した。だが、それはあまりにも短い、つかの間の幕間だった。

大曲は患者の治療で疲労困憊《こんぱい》していても、深夜まで続く専門家会議の勉強会に参加した。そこでの議論の潮目もまた、その頃変化する。一人の感染者が実際の社会で平均何人に感染させるかを表す指標の実効再生産数が跳ね上がってきていた。臨床の判断だけでは間違うこともある。だが、大曲は自分たちの見ているものとデータがリンクしていることに恐ろしさを感じた。

そしていったん途絶えた重症患者が、マジックミラーの病室に入院してくるようになったのだ。クルーズ船のときは重い基礎疾患のある高齢者が多かったが、そうではない市中感染した人が運び込まれ、エクモと呼ばれる人工肺を装着されている。国立国際医療研究センター病院では結核病棟を閉鎖してコロナ専用にしていたが、重篤になるとこの病床に運ばれることになっていた。

イタリアやスペインからの映像では、ベッドが足りずに患者が廊下にあふれ、医療を受けられずに亡くなっていく人たちの姿が映し出されている。そのような医療崩壊の予兆とも思える現象が、大曲のまさに目の前で始まっていた。東京では患者の受け入れ先が見つからずに、救急車が五時間も六時間もさまようことがあった。さらに、国際医療研究センター病院の所在地の新宿区以外の区の保健所からも、重症の肺炎患者を受け入れてほしいという電話が絶えない。その区内で受け入れ先が見つけられないからだという。患者が減っていくと思われる兆候は、どこを探しても見つからなかった。

現場が恐怖に包まれているにもかかわらず、それが世の中のほとんどの人と、専門家とでさえ共有できていない気がした。3密の場に出かけてウイルスを持ち込んだために、職場で感染が起きたところもあった。なぜみんな怖くないのだろう。逆に、コロナ患者を受け入れている自分たちの病院のことを怖がっている。子どもを預けている保育所で、「先生はコロナ患者を診ているんですか」と問いただされた医師もいた。病院の出入りの業者が来なくなったり、突然の料金値上げを要求されることもあった。だが、本当の怖さはそこではないのだ。

三月二五日、東京都知事の記者会見に新型コロナ対策のアドバイザーとして同席した大曲は、「この病気の怖さは何か」という質問に、このように答えた。

「僕は現場で患者さんを診ていてよくわかるんですけど、悪くなる時のスピードがものすごく速い。一日以内で、数時間で、それまで話せていたのにどんどん酸素が足りなくなって、酸素をあげてもだめになって、これは人工呼吸器をつけないと助からないという状況に数時間でなる。それでも間に合わなくて人工心肺になる。それが目の前で一気に起こる。ものすごく怖い。やっぱりかかってはいけないのです」

怖さが伝わらないもどかしさは、いらだちにつながっていた。なかでも最もいらだったのは、コロナ患者は診たくないと逃げる医療機関だった。

自分たちは感染症の専門ではないから、マスクやガウンなどの防護具がないから、という思いは理解できる。コロナが怖いのだ。けれど、本当に怖いものは何だろうか。医療が機能しなくなってコロナ患者があふれだし、さらに医療崩壊によって事故や脳梗塞やがんの人の命も救えなくなり、助けられるはずの命が助けられなくなってしまう事態ではないだろうか。

ある会議で大曲はこう言葉を投げかけられた。

「もうちょっと感染症指定病院ががんばってくれれば患者を診れるんじゃないですか」

議論や争いを好まないと大曲は自分では思っていたが、この時は激昂して言い返した。

「僕らだけでやれって言うんですか」

空気を読んでいないと怒りを買い、叱られたこともある。それでもなお、医療従事者にこれは医療全体で受け止めなければ解決できない問題だと訴えたかった。行政は一般医療機関の病床をコロナ診療に使えるようにする通知を出していたが、医療機関はなかなか動かない。発熱患者は診療しないという看板をわざわざ立てたり、救急車の受け入れを断ったりする病院も少なくなかった。大曲は「孤立無援で、ものすごく孤独感を感じていた」と言う。

専門家会議の勉強会では、緊急事態宣言の可能性について議論が始まっていたが、大曲は当初は懐疑的な思いを持っていた。もしも他の医療機関がコロナ患者を受け入れてさえくれれば、緊急事態宣言のような強烈なことをしなくても乗り切れるのではないか。

だが、三月下旬になると患者は病院からあふれる一歩手前になっていった。

「もう医療がもちません。明日から患者を断らないといけないかもしれない」

専門家会議の構成員たちに、大曲は強く訴えかけた。

＊

「一〇〇年前のスペイン風邪と何も変わらない」

防衛医科大学校感染症・呼吸器内科教授で、専門家会議の構成員である川名明彦もまた、臨床医として現場の声を伝えなければならないと思っていた。治療薬もなければ治療方法も確立されていないなかで、患者がどんどん悪くなっていくことへの無力感は大きかった。これだけ医療が発達しているのに、根本的な治療法がないのは一〇〇年前と同じだった。

最初にこの病気のCT画像を見た時の驚きは忘れられない。通常の肺炎は片肺だけに生じることが多い。しかし両方の肺にまだら状に広範な病変が見られたのだ。片方の肺が機能しなくなっても人は生きていけるが、両肺がこのような状態になれば、それはすぐに生命に関わることを意味していた。

そして肺の機能だけではなく、血栓が肺に詰まったと見られる症状で、三〇代男性のコロナ患者があっという間に川名の目の前で亡くなっていった。遺体を専用の収納袋に入れると、十分な別れもないままに葬儀会社が運んでいく。若い人は重症化しないと言われていたし、インフルエンザや風邪のようなものだという意見もあった。川名自身も武漢で感染が広がっていた頃には怖さを理解していなかった。だが、実際に治療にあたったからこそ見えてきたこの病気の怖さを、決して甘く見てはいけないということを、専門家たちに話さねばならない。

専門家会議の議論の多くは公衆衛生の観点からのもので、尾身や押谷などが牽引《けんいん》していた。公衆衛生は病気や患者をマスで見て、例えば病床の占有率など、日本全体や都道府県など大きな視座で考える。だが現場の人間からすると、一人のコロナ患者が入院すれば、そのためにフロアすべてを空け、看護師を三交代制で付け、当直体制を組み直すことになる。看護師が疲れてきているとか、辞めたいという空気を出し始めたとか、数値では察知できない現場の感覚がある。そして命綱である人工呼吸器が足りないという声も現実になってきていた。

日本感染症学会理事長であり、専門家会議構成員の舘田《たてだ》一博《かずひろ》は、「医療現場から悲鳴が聞こえてきたのであれば、それを第一に考えなければいけない」と考えていた。未知のウイルスで治療法さえ何もわかっていない段階から、感染症学会では「我々は感染症の専門家として、冷静に対応しなければならない」とパニックにならないように呼びかけていた。新型インフルエンザのパンデミック時に、医療機関を含めて人々がパニックになってしまった反省からだった。

「感染症の医師にも未知の病原体に対する不安があったと思います。最初はインフルエンザのように、咳《せき》やくしゃみ、あるいは接触感染を抑えれば感染は広がらないと思っていました。それが徐々に、会話の中で感染するマイクロ飛沫の存在もわかってきた。おしゃべりするだけで広まるとは衝撃的でした」

学会として、一例でもいいから症例を報告してくれるよう呼びかけ、治療に資する情報の共有に努めた。

「医学の立場から言えば、緊急事態宣言を出して家から一歩も出るなというのがもっとも感染症を抑えられる方策だというのはわかっています。ですが、それをすれば社会経済がボロボロになるのも真実でしょう。その間で、どうやってバランスを取った提言をするのかについて、みんなが相当悩みました。でも、医療現場がもたない以上、もう社会経済を考えている段階ではない。ここは絶対に守らなければならない、躊躇している時間はないと感じました」

岡部信彦は、それまで緊急事態宣言は必要ないと主張し続けてきたが、実際に患者を診ている医療現場の切実な声を聞いて、「今は感染症の医師が一生懸命治療にあたっているけれど、病気が広がれば看護師もレントゲン技師ももっと必要になるし、医療の逼迫が起こる。事の良し悪しよりも、まず現状として病院がつぶれてはだめだ」と感じた。医療崩壊すれば手が付けられなくなる。岡部は自分の考えを変えるしかないと心を決めた。

新型コロナと特措法

三月二二日に行われた専門家会議の勉強会で齋藤智也は、新型インフルエンザ等対策特別措置法についてレクチャーをした。齋藤は感染症の専門家だが、厚労省に三年間出向していた時に、特措法制定後の政府の行動計画改定作業が同じ部局で行われていたために法をよく理解していた。三月一三日に特措法は新型コロナウイルスも対象とするよう改正されていたが、専門家も、そして厚労省の官僚も、特措法の立て付けについて正確に理解している人は少なかったと齋藤は感じていた。特措法だから何でもできるだろうと考えている人もいたし、何かとんでもなく恐ろしいことが起きると感じていた人もいた。

メンバーの中からは、「自粛だけではだめで、経済支援や補償をやらないと無理だ」という意見が出た。これに対して齋藤は、「補償問題は専門家から言い出すべきことではない」と主張した。

なぜ補償問題が特措法には書かれていないのか。特措法はパンデミック対策のため、政府から自治体、事業者、市民まで、皆が協力する前提で作った合意文書だと齋藤は捉えている。

「法の立て付けとしては、ある意味台風で店を閉めるといった自然災害と同じことで、事業者が飲み込むべきリスクという考え方が根底にあった。そういう考えの上で補償すべきだとは書いていないのに、それを知らずに補償のことを発言すると、法律をわかっていないと捉えられ、専門家としてのインテグリティ、誠実さが失われる」

それでも、強制力がないのだからこそ実効性を持たせるためにも事業者に補償が必要だ、という意見が出て、結果的に齋藤もその必要性は納得した。だが、法律とは切り分けて話すこと、そしてやはりこれらは政府が考えるべきことで、専門家からそのような提言をする問題ではないという点での意見は変わらなかった。

齋藤は足並みを乱すことを言うと、「あいつは厚労省のスパイではないか」と思われかねないと脳裏をよぎったが、やはりしっかりと伝えるべきだと考えた。危惧したのは、「役所から『わかってない』と思われたら終わり」ということだった。

「とんちんかんなことを専門家が言ってしまうと、せっかくリスペクトして話を聞いてくれている官僚との関係が壊れ、専門家としての重たい発言力を自ら放棄してしまうことになる。専門家には勝手に言わせて放っておこうと思われてしまうのが一番もったいない」

齋藤は専門家に理解してもらえるよう、特措法でできること、できないことを丁寧にひもといて説明した。

「感染症法は感染源対策をして、医療対応で解決するものです。一方、特措法は人と人との接触機会の制限を要請するものです。前者は燃えている火の粉を消そうとするもので、特措法は火に油を注がないようにするための法律です。ですが仮に緊急事態宣言が発出されても、罰則規定はないために、自粛要請というスタンスは基本的に変わりません」

齋藤は、特措法で私権が制限できる部分は病院開設の土地収用などわずかな部分しかなく、強制力がないからこそ、人々が自主的に感染抑制のためにどう動いてくれるかが鍵となると説明した。

「実効性としては、緊急事態宣言はその言葉の重みが一番大きい。もちろん早めに出してみんなが動いてくれて収まればいいですが、おそらく一回しか効果がないハンマーだからこそ、空振りだったらそれでおしまいです」

だからこそ、そのタイミングを誤らないようにすることが重要となってくる。

三月二六日に加藤厚労大臣が安倍首相に「蔓延の恐れが高い」と報告し、特措法に基づく政府対策本部が設置され、ここで主導権は厚労省から内閣官房に移った。二八日、政府対策本部は基本的対処方針を定め、都道府県知事が一定の権限を持つことになった。

「知事たちは自分がどんな権限を持つか理解していないように見えました。本部が立ち上がった初期の頃は、特措法の何条に基づくという発言を知事はしていないことがほとんどでした。知事が自由に要請するのと、法律に基づいた発言をするのとでは重みも効果もまったく違ってきます」と齋藤は述べる。

同じ日、専門家会議の勉強会も行われ、緊急事態宣言は必要だと政府に具申することもありうるという合意が形成された。

日本医師会の危機感

ＪＲ高崎駅の在来線改札を出た正面に、大きなデジタルディスプレイがある。そこには山本一太《いちた》群馬県知事による「東京からの移動は控えてください」というメッセージが流れ続けていた。日本医師会常任理事であり、専門家会議構成員である釜萢敏《かまやちさとし》は、赴任先の東京から自宅がある高崎市に時折所用で帰っていたが、このディスプレイを見ると心が痛んだ。

釜萢は娘とともに地元で小児科医院を営んでいるが、医療従事者に対する風当たりは、地方都市でも深刻になっていた。群馬県では三月、在宅診療を行っていた医師とその妻がコロナに感染したことが全国ニュースで流れた。医師はコロナだと気づかないまま診療を続け、それが院内のクラスター発生につながり、山本知事は「誠に遺憾」と述べた。世間では医師の容態を案じるより、「医師という専門職にありながら不適切な対応をした」という批判が先立っていた。

釜萢は、「我々医療を提供する側からすると、新型コロナウイルス感染症は誰でもかかりうるし、症状が目立たないこともあるので、では医師は何もやらないで逃げていればよかったのかとなります。その医師は、地域でほとんど唯一の在宅診療を行っていた人でした。そうした背景も考えず批判することに違和感を感じました」と言う。医師会には、医療従事者へのいわれない批判や差別、激務で疲弊し、離職希望者が増えているという声が寄せられていた。

医師会は医療と医療従事者を守るために、専門家会議よりもさらに一歩前のめりだったとも言える。釜萢は三月三〇日に行われた日本医師会の記者会見で緊急事態宣言について、「爆発的に患者が増えてから出しても手遅れ。もう発出していただいたほうがよいという意見が専門家会議ではほとんどだ」と話した。記者からの「これは専門家会議の総意ですか」という質問に、釜萢は「そうだ」と答えた。

一方、菅官房長官は「ぎりぎりもちこたえている。緊急事態宣言が必要な状況ではない」と強調、加藤厚労大臣は翌三一日の記者会見で、釜萢の発言は「個人的な見解だと認識している」と述べた。

「専門家会議の意見として正式発表する前に話されては困る」という意見が専門家会議の構成員から上がった。釜萢は「専門家会議の合意事項として私が発表したという形でとられてしまったことは不適切だったと反省している」と専門家会議の構成員たちに謝罪した。日本医師会理事として発言したつもりが、専門家会議の名をうっかり出してしまった。だが、その背景には大きな危機感があった。

専門家会議の構成員たちは事前にこの会見内容については知らなかったが、釜萢は日本医師会会長の横倉義武とは相談していた。緊急事態宣言を発出したほうがいいという見解を、まず釜萢から会見で話すようにと指示されていた。そして四月一日、横倉は「医療危機的状況宣言」を発表し、医師など医療従事者が感染すれば「市民に適切な医療を提供できなくなる」との懸念を示した。

前のめりにならざるをえないほどに、日本医師会には各地の医師会から医療逼迫の声が集まっていた。横倉や釜萢は三月下旬から首都圏や関西圏、福岡県などの医師会と電話会議をして、現場の困り事を聞いた。コロナ病床が足りない、マスクやフェイスシールド、ガウンなど個人防護具がないという声に加え、医師が必要と感じた時に迅速にPCR検査を行うことができないという問題もあった。新型コロナは指定感染症と位置づけられ、医師であっても自治体に設置されている帰国者・接触者相談センターに電話をかけなければ検査に結びつかず、それがなかなかつながらない。

PCR検査の拡充は、医療者にも専門家会議にも、そしてテレビ番組に出演する専門家や市民の間でも大きな関心事となっていた。

＊

厚労省の正林督章は、専門家会議の生みの親とも言える存在だが、ダイヤモンド・プリンセス号を下船後、二週間のホテル隔離を経て、三月の終わりにようやく厚労省二階講堂の新型コロナウイルス感染症対策推進本部に戻った。そして、事務局長代理として専門家会議の運営を行うことになった。幾人もの部下に仕事を振り分けながら、専門家会議に出される「状況分析・提言」のドラフトを書いたり、専門家とのコミュニケーションを担うリーダーとなった。

専門家間で調整した「提言」が役所に送られてくるのは、専門家会議当日の朝の四時や五時になることも少なくなかった。この到着を正林は対策本部で待っていなければならない。会議が開かれるまでの数時間で目を通して、内容を頭に入れた。

正林が初めて専門家会議に参加したのは四月一日。届いた提言のデータを明け方に見て、「ああ、この感染状況はまずい、と一気にモードが変わった」という。特に東京都の感染者の倍加速度が速い。四月第一週から、政府部内において緊急事態宣言発出に向けた調整が始まった。

検査の拡充や陽性率算出など、専門家からの要望にも対応していた。座長の脇田、尾身や押谷らとは、毎日のように連絡を取り合った。尾身は「正林さんは自分の保身ではなく、広い視野に立ってみんなのことを考えている」と高く評価していた。そのような信頼関係をもって調整を進めてきたが、時には専門家からすれば埋めることのできない考えの相違もあった。

「先生たちは自信を持って対策だとか政策だとかを考えられた。しかし、私は行政官としてそういう対策はそのまま適用されるわけではないと説明しました。感染症対策は、都道府県や保健所を中心に組まなければならないため、現場のマンパワーの問題などの制約要件がある。検査の拡充や陽性率の算出は理想ですが、現場では保健所の人手が足りずにすぐには難しいと先生方にお伝えした。それでも先生方は何とかしてくれと言う。そんなやりとりが多かったですね」

「最低七割、極力八割」

翌日四月二日の二〇時から二三時半まで、厚労省で尾身、脇田、岡部、武藤、西浦、和田、齋藤らが参加する打ち合わせが行われた。内閣官房からも職員が出席した。

このままでは感染爆発に至ってしまうため、緊急事態宣言を出して人と人との接触を減らさなければいけないという危機感が高まっていた。

和田はその時のことを振り返る。

「人と人との接触は何割減ですかと西浦先生に尋ねると、八割削減が必要だと答えました。市民生活に大きな影響を与える衝撃的な数字だから、市民にきちんと説明しなければならないのではないかと考えた。これはメディアに出せますかと西浦先生に確認すると、出してよいということになりました」

和田は、既知のNHKと日本経済新聞の記者に電話をし、翌朝に二人で取材を受けた。

「私は産業医でもあるため、企業とも比較的やりとりをしているほうですが、当時、多くの企業は緊急事態宣言なんて想定していなかった。このまま土日に入ってしまったら、準備は何もできない。三日の金曜に伝えておけば最後の準備ができるのではないかと考えました」

そこには、三月の三連休の注意喚起がうまくできずに感染が急増してしまったという反省があった。

「専門家会議が大規模イベントの開催を慎重にと呼びかけた提言は三月一九日木曜の夜に出しましたが、それは春分の日の祝日前夜でした。私は前日や前々日にもテレビに出ていましたが、イベントの自粛を呼びかけることもできずに、ただ『今後も厳しい見通しです』としか言えなかった。世間はもしかして自粛要請は緩むかもしれない、学校も再開するかもしれないとも思っていたのです。その反省から、緊急事態宣言発出に際しては、早めに皆さんに伝えて準備や納得をしてもらいたかった。地震と違って、感染症は準備をする時間が少しあるからです」

脇田は言う。

「緊急事態宣言については三月下旬から政府と専門家で話し合っていましたが、四月二日には、もう出す出さないではなくて、出したあとにどういうことを求めるのか、市民にどういうメッセージを出すのかという踏み込んだ内容を話していました」

この日の打ち合わせでメモをとっていた脇田のノートには、次のように記されている。

〈世界が日本を見つめている、自分のため、社会のため、日本の良さを出す〉

ロックダウンとは違って、緊急事態宣言は罰則も強制力もないけれど、市民が皆で協力して感染拡大を防ぐことができる日本の良さを出すことが重要だと考えていた。

一方大竹文雄は、報道で「八割削減」のことを知った。

「四月一日の専門家会議では3密を避けるための取り組みを徹底させるということになっていて、八割削減については専門家会議で一度も議論していません。私は驚いて厚労省の官僚に、『何も聞いてないけどどうなっているんですか』と質問しました。その官僚は『自分も知らなかった』と困惑していました」

尾身はこう説明する。

「いざという緊急時に、通常の正式な会議でものを決めていくと感染の動きにとてもついていけない。正式な会議までの間にメンバーの何人かでかなり深い議論をしてきた。その上で会議にはある程度のたたき台を持っていき、最終的には構成員全員の意見を集約して決定してきました」

*

「その日」を決めるために、四月になると西村康稔《やすとし》経済再生担当大臣と専門家は連日一時間半から二時間面会して、タイミングを窺っていた。西村は、新型コロナウイルス感染症対策担当になったあと、三月一九日から専門家会議に参加していた。その時の印象を西村は「専門家のギラギラした様子に圧倒された」と話す。

緊急事態宣言を出すことは三月二八日にすでに西村と安倍の間で話し合われており、政府としての大きな流れは決定していた。その頃、西村は娘から「パパ、四月一日にロックダウンするの?」と聞かれた。「友だちからそういうメールがまわってきたよ。パパが親しい記者にそう話したって」と言うのだ。ニューヨーク在住の日本人が「あと二週間で東京はニューヨークのようになる」と警告をしていたことも心に重くのしかかっていた。流言が飛び交い、買い占めが起こり、社会の不安は渦のように大きくなっていった。

問題はいつが「その日」なのかである。

「私たちも経験のないことで手探りの面はありました。私としては四月四日、五日の週末などがタイミングだと思って、総理とも話していたのですが、ロックダウンとの混同など調整しなければいけないことが生じ、結果として発出が遅れてしまった」と西村は言う。

その週末にも、西村は尾身、押谷、西浦と緊急事態宣言に向けた非公式の話し合いの場をもった。西村にとって、この話し合いで一番印象に残っているのは、五日午前に西浦から示された、人と人との接触の「八割削減」についてであったと話す。

「八割の接触削減をするのは世の中の人にとって相当厳しいんじゃないか」と西村は思った。「しかもどうやって削減するのか個々人にはわかりにくい面もある。ただし七割削減では感染が収まるまでにもっと長い時間がかかるという話を聞きました。その後すぐに安倍総理と相談して、『専門家はこう言っているが、どうしましょうか』と話し合いました」

西村との会談では、緊急事態宣言発出の方針を決める基本的対処方針等諮問委員会の招集は今晩か明日の可能性があることや、諮問委員会から宣言発出までは半日以内で行いたいといった政府の方針が示された。

だが、実際には四月五日は何も動きがなく、事態が動くのは翌六日になる。午後二時半、西村と尾身は一緒に首相官邸に行った。そこで尾身は安倍にこう進言した。

「明日、緊急事態宣言を出さざるをえません」

尾身は「八割の接触を減らさないと短期間で感染を収束できません」と続けた。重要だったのは八割削減を了承してもらうことであった。

安倍は尾身に、「え、八割では厳しいよ。国民の理解が得られるかわからない。もうちょっとなんとかならないのか」と告げた。尾身は、八割は承服しがたいとの総理の思いは強いと捉えた。

「政府が対策を決めるのだから、けんかしてやめてしまえば元も子もなくなります。私にとっては削除割合で国と衝突して何もされないよりは、対策を講じてもらいたかった。そこで『最低七割、極力八割』という言葉で、我々の意図が伝わると思い、諮問委員会に提案した。今回は数理モデルが重要なツールとなり、そこは西浦さんの貢献が大きかった。それがなかったら『なるべく外出を控えてください』としか言えないところを、具体的な数字を出せたところで目標が見えやすくなった」

「専門家は自分の専門的な立場からだけ話していればいい」という批判があることは知っている。だが尾身は公衆衛生の専門家として仕事をしてきた経験から、「市民や政府にしっかりと理解されて、実行されなければ感染症対策としては意味がない」と思っていた。

「我々は提言しかできない。実行するのは政府ですから。政府のマシーンが動かなければ何もできない。何のためにやっているかといえば、感染を下火にしたいからなんです」

尾身がさらに重要だと考えていたのは、緊急事態宣言を出す根拠をしっかり示すということだった。ポイントは、医療崩壊が起きつつあること、また感染者増加によりクラスター対策ができなくなること。それらのデータと理由を示さなければ恣意的であると市民にとられかねない。対象とする都道府県についても理由を含めて理解してもらえるようにしたほうがいいと、尾身は政府に対して何度も強調してきた。

この日、安倍から緊急事態宣言の準備の指示が出された。二〇分の面談だった。

緊急事態宣言発出

同六日の一七時二五分に、尾身は諮問委員会のメンバーにメールを送った。

「明日一〇時から諮問委員会があるのだが、まだ方針の中身は調整中」

そして一八時に内閣官房から諮問委員会の委員にあてて、七日一〇時に基本的対処方針等諮問委員会の開催決定との通知が送られ、出欠を二〇時までに返信するよう指示があった。事前予告や日程調整はなかった。

翌日の四月七日一〇時から基本的対処方針等諮問委員会が開かれ、緊急事態宣言が東京、埼玉、千葉、神奈川、大阪、兵庫、福岡の七都府県で五月六日まで発出されることが了承された。夕刻からは安倍と尾身が共に記者会見をした。

尾身は自分が会見に出ることを知らされたのは当日だった。安倍から「記者会見をやるから、尾身さん一緒に行ってくれ」と言われたという。

尾身は自分にも説明責任はあると思っていたが、まさか総理と一緒に会見するとは思ってもいなかった。驚いたものの了承したのは、「感染症の問題は非常にテクニカルなので、詳細なデータを見ている自分たちならともかく、総理が科学的な理由を説明することは難しいだろう」と考えたからだ。

安倍はプロンプターを見ていたが、尾身は事前の準備はしておらず、誰からどんな質問が来るかもまったくわからなかった。生中継していたNHKの「ニュース7」の視聴率は二六・三%に上り、会見は高い注目を浴びた。

一方、厚労省のクラスター対策班でも会見の様子がテレビで流されていたが、ほとんど誰も見ていなかったという。

大学院生を中心としたボランティア班のメンバーたちは、この日が最後の厚労省での作業となった。「安全が確保できないから、緊急事態宣言が出たら在宅での作業にしてください」と言われていた。

皆が黙々と後片付けをして、最後のデータ確認を終える人を待って、「じゃあ最後にごはん行きますか」と厚労省の地下の食堂に行った。感染対策で互い違いに座ってそばを食べ、「なんだか大晦日みたいだね」と言って解散し、全国各地の自宅に戻った。

＊

緊急事態宣言はこのタイミングで適切だったのだろうか。

小池都知事は三月二五日に記者会見で「感染爆発　重大局面」というパネルを掲げ、「ロックダウン」を防ぐために不要不急の外出を自粛するように呼びかけた。この日に判明した東京都の感染者数は四一人。前々日の一六人、前日の一七人と比べて、急激な増加のように思われた。同じ二五日、外務省はすべての国々を対象に「危険情報」をレベル2に引き上げ、不要不急の渡航自粛を呼びかけた。安倍首相が国際オリンピック委員会のバッハ会長と電話会談し、東京オリンピック・パラリンピックの一年程度の延期を決めたのは前日二四日である。

小池都知事の発言に対し西村大臣は、「都知事がロックダウンという言葉を使ったので、都市封鎖との混同ではないと誤解を解くために緊急事態宣言発出が遅れた」と言う。

だが、これに対して小池は反論する。

「感染症に関しての専門用語とは、ロックダウンだけではなく、オーバーシュート、クラスター、ソーシャルディスタンシングなど、まあいろんなカタカナが飛び交っていました。もともとは専門家の方々が発信しておられる言葉を、私が引用しているという関係だと思います。もし大臣がそう言うのであれば、私にだけではなく専門家に対してもそうおっしゃるべきではないかと思います」

ただ、専門家は分析提言をする立場で、施策の実行力はない。分析で使われる言葉と、知事が発信する言葉の重みは本来違うはずのようにも思える。

小池は、「東京という大都市の危機管理は大風呂敷を広げ、だんだん畳むほうが正解だ」と考えていた。その例として、医師であり第七代の東京市長、「大風呂敷の後藤」と呼ばれた後藤新平のことが念頭にあった。後藤は一八九五年、瀬戸内海の似島《にのしま》に世界最大規模の検疫所を作り、日清戦争から帰還した約二三万人の兵士を検疫することで、コレラなどの感染症の蔓延を防いだ。

「物事は大きく捉え、明確なメッセージを出さなくてはならないのです」と小池は自説を述べる。

緊急事態宣言を発出した四月七日に、国は基本的対処方針を改正し、自治体による要請は「国に協議の上」で行うという文言を入れ、国からの関与が強まる仕組みを明文化した。この結果、休業要請の業種をめぐり、国と東京都は対立することになる。

「途中から政令が変わったりして、走りながら考えるということは国でも自治体でも同じだったのではないかと思います。誰もが手探りだったことは確かです」

他方、西村はこのように語る。

「反論したいこともありますが、国と各都道府県は連携したほうがいいと思い、ぐっとこらえる場面もありました」

小池知事とも西村大臣とも緊密に連絡を取り合っていた尾身は、「緊急事態宣言前に発症日別の新規感染者数が下がったのは、小池知事の注意喚起が一定の効果をもたらしたからではないか。また国が緊急事態宣言を出したので実効再生産数は〇・五台にまで下がった。あまりけんかばかり強調しても意味がない」と言う。

「誰かが悪いと言ったほうが落ち着きがいいかもしれないし、一般受けする。しかし真実というのは不安定で複雑なところにあるんです。人の心を考えてください。すべてが神のような人はいないし、すべてが邪でもないんだよ」


尾身は読書家で仏教や哲学の本を若い頃から読みあさってきた。クリスチャンではないが、聖書もよく読んだという。

その中でも心に残っている一節がある。

〈あなたがたの中で罪を犯したことのない者が、まず、この女に石を投げなさい〉

（「ヨハネによる福音書」第八章七節）

自分だけが正しいとは思わない、間違っているかもしれないとの思いが絶えずあるという。

尾身の口癖は「神のみぞ知る」。真の正解は人間には知りようがないが、しかしそれでも、複雑な狭い道の先に正解を見つけようとする努力を指す。

WHOの頃から一緒に仕事をしてきた押谷は、「自分はしょっちゅう間違える。だけど尾身さんは間違っても怒らない」と話していた。

尾身は言う。「サイエンスというのは失敗が前提。新しい知見が出てくれば、前のものは間違っていたということになる。そういう積み重ねが科学であり、さらに公衆衛生はエビデンスが出揃う前に経験や直感、論理で動かざるをえない部分がある。一方で役所は間違わない、間違いたくないという気持ちが強かった」

この無謬性を背負う官僚組織と、最善を尽くしても間違うことが前提となる専門家の間の溝は、埋まることはなかった。

厚労省の正林は、このように説明する。

「一般論として役所には無謬性の原則はあります。ただ、緊急対応でやっていることに一〇〇パーセントはないでしょう。でもそういうことを言うと、国民がつらい思いをしているのに役人は怠けていると言われることもある。できるだけ間違わないように力を注ぎ、そして実効性があるように専門家と意見調整を行ったところはあります」

それでも、絶えず「厚労省が悪い」と責められることには、いつまでたっても慣れることはないと話す。対策推進本部では昼夜を問わず、皆が必死に働いている。新型コロナウイルスの流行が始まってから正林も夜中に二時間か三時間だけ帰ってシャワーを浴び、朝五時一二分の始発に乗って厚労省に向かう日々が続くことが多かった。

＊

緊急事態宣言で医療調整が一気に進み、病院はコロナ患者を受け入れ始め、病床は確保されていった。これは特措法の問題ではなく、行政の指導でもなく、何よりも緊急事態宣言が出されたという危機感が医療を動かしたと大曲は言う。

緊急事態宣言後に新規感染者は減っていったが、重症者は遅れて増えてくるために、入院患者数は四月二八日、重症の患者数は五月八日にピークとなった。軽症者はホテル療養できる仕組みに変わったものの、この頃は重症者の対応と院内感染が各地で続き、医療現場は疲弊していた。

だが、あれだけ焦り、いらだっていた大曲は、緊急事態宣言が発出されると、しんとした明鏡止水のような気持ちになったという。

「もしかすると何かの病気だったのかもしれないけれど、でもすべてに対して心が冴《さ》えわたり、人の意見もよく入ってきて、受け入れられるようになっていった」

だが、世の中からの専門家会議に対する不満は大きくなっていった。いつまで行動を制限すればよいのか、なぜあなたたちにそんな権利があるのか、と。

そんな時に、尾身のところに押谷から電話が入った。「尾身さん、もう疲れました」。尾身は押谷に「あなたは限界を超えてがんばってきたのだから、少し休んだらどうだ」とねぎらった。

「人々はこの感染症に対する不安が大きくて、政権への不満があるから、時々我々も政権と同一に見られることがあった」と尾身は感じていた。

緊急事態宣言を決めたのは専門家ではなく、政府である。専門家は助言をする組織でしかなく、政策決定の権限はない。だが、専門家がメディアで話す姿のインパクトは大きかった。「前のめり」であることは専門家が自覚し選んだことだったが、その使命感の強さは自身の首を絞めていくことになる。

専門家たちの疲労は、心身ともに限界に近づいていた。

第5章
リスクコミュニケーション

4月7日〜5月19日

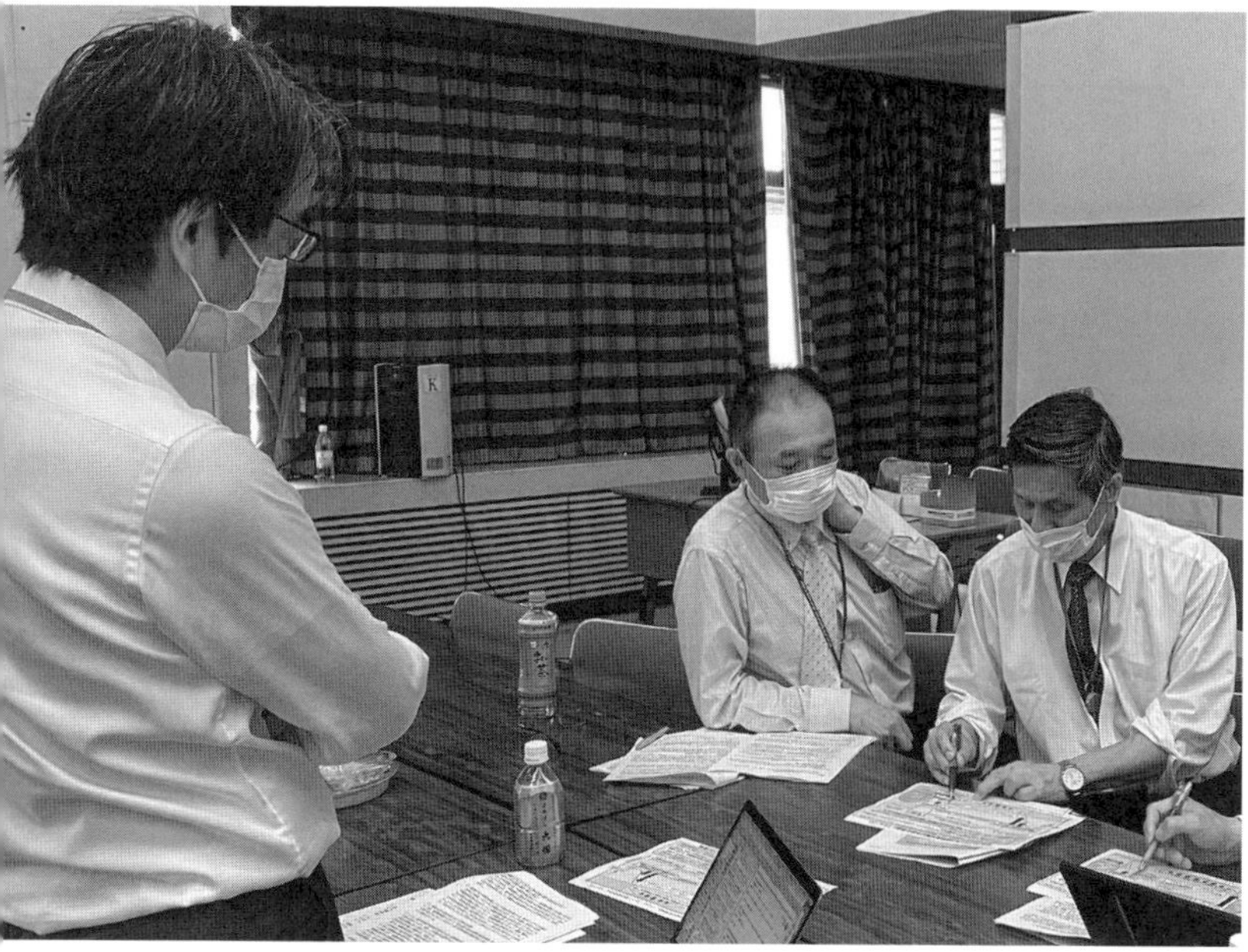

厚労省で専門家と官僚とで文書の調整を重ねる
(左より脇田隆字，正林督章，尾身茂各氏．写真：関係者提供)

ＰＣＲ検査をめぐる批判

押谷仁は入院中の一〇日間はまったく仕事をしなかった。

二月に仙台から東京にやってきて以降、一日たりとも感染者のデータを見ない日はなかった。いや、感染症を専門にしてからは寝ても覚めてもそのことしか頭になかった。

二〇〇九年の新型インフルエンザ流行時は、呼ばれてもいないのに自らの研究費を使ってジュネーブのＷＨＯ本部に押しかけて行った。そしてコンサルタントとして一カ月ほど滞在し、事務局長だったマーガレット・チャンと共に、いつパンデミック宣言を出すかを議論した。感染症の流行を抑えるのが自分に与えられた使命だと思っていた。

ザンビアから始まり、アメリカ・テキサス、フィリピンなど海外生活の長い押谷が日本の地域を知ったのは、二〇一一年の東日本大震災だった。避難所を回り、感染症対策を指導した。石巻《いしのまき》の中でも壊滅的な被害を受けた雄勝《おがつ》や牡鹿《おしか》地区では、住民たちは十分な支援を得られず孤立していた。しかしそういった状況でも互いに支え合っており、保健師たちは自分の家族の安否がわからなくても、現場に残って住民たちのために働いていた。押谷もまたその現場の力になろうとしたのだった。

このように感染症に人生を捧げてきた押谷だが、コロナ対応での疲労が心身ともに限界に達し、五月に入ると尾身が理事長を務める都内の病院に入院した。押谷は学生時代から山岳部に所属し、ジョギングを日課にしているため、心拍数は通常一分間四〇ほどだったが、その時は倍以上の九〇を超えていた。

緊急事態宣言中の病院は静まり返っていた。押谷は持ち込んだ本を読んでいた。だが何を読もうとも、考えることは「このウイルスに対する日本ならではの対策とは何か」であった。押谷は学生時代から好んで本を読んできたが、それが今の戦略と深くつながっていると感じていた。病床で読んだ一冊は、文化人類学者レヴィ＝ストロースの『月の裏側』という、日本について書かれた書籍であった(川田順造訳、中央公論新社)。西洋から見れば、日本は月の裏側にある。

レヴィ＝ストロースはこう述べる。〈人類を脅かす二つの禍《わざわい》――自らの根源を忘れてしまうこと、自らの増殖で破滅すること――を前にしての不安〉について、〈おそらくすべての国のなかで日本だけが、過去への忠実と、科学と技術がもたらした変革のはざまで、これまである種の均衡を見出すのに成功してきました〉

なぜ欧米ではあれほどまでに感染が拡大したのか。さまざまな要因が考えられるだろうが、押谷は「彼らはモデルを求めたから」、つまりは自らの根源を忘れていることが一つの原因ではないかと考えていた。対策のモデルを、共産党政権であるからこその強固なロックダウンをした中国や、軍組織を動かしメガクラスターを徹底的に追いかけた韓国に求めたが、国の体制も感染の状況、国民性も違うために同じような効果は上がらなかった。

このウイルスの特徴は、共通のモデルがないことだと押谷は思っていた。国によって違うだけではなく、同じ国でも都市と地方、時期によっても異なる。他の感染症の多くはモデルとなる対策はあった。たとえば麻疹ならばワクチン接種で解決できるし、ＳＡＲＳなら厳密な隔離が功を奏する。だが今回は、そういったどこでも誰にでも効果を発揮する共通の解決策はない。だからこそ、今与えられた選択肢の中からベストな方法を、少なくともベターな解決策を見つけ出していくことが必要になる。それがレヴィ＝ストロースが言う「野生の思考」であり、「ブリコラージュ」だと押谷は考えていた。

「ブリコラージュ」とはありあわせの道具や材料を用いて自分の手でものを作ることを指し、「器用仕事」と訳されることが多いが、そこにはゆらぎやずれが含まれているという。わからないことが多く、データやエビデンスなどすべての道具が揃うわけではない新興感染症対策には、ありあわせの道具で工夫し、ゆらぎやずれをも許容していくブリコラージュの考えが必要だと感じていた。

緊急事態宣言が発出されてから、専門家会議に対する批判は日に日に高まっていた。それまでは未知の感染症に対して、科学的知見を発信する専門家会議に対する信頼感は大きかった。

だが、いったん緊急事態宣言という大きなハンマーが打たれたあとは、外出自粛や休業要請など苦しい生活を強いられる人たちが増え、純粋に感染症のことだけを考えるわけにはいかなくなり、感染症対策と経済の両立が必要だという空気に変わっていった。

押谷が倒れたのも、そのような批判が一因となった。NHKスペシャルなどに連続出演していた押谷に対して、「PCR検査を抑制している」と批判が殺到するようになった。「検査を抑えることなど、世界ではまったくなされていない」「検査をしなかったことで感染が広がった」という指摘もあった。二月一三日に尾身が厚労大臣に対策案を送った当初から、専門家会議ではPCR検査の拡充は急務であり、医師が必要と判断した人には速やかに検査できる体制を構築するよう提言し続けていた。その上で、目的をはっきりさせずに検査を無秩序に拡大することに、押谷は反対の立場をとっていた。

欧米でのPCR検査件数は、日本に比べて格段に多かったが、感染者数もまた日本の比ではなかった。このウイルスはどんなにがんばっても、PCR検査を全国の人に一斉に行っても、見逃してしまう性質のものだと押谷は考えていた。さらに、無理に拡充したアメリカでは質の悪い検査キットが感染拡大の原因にもなっている。

押谷はこれらの批判に対して、三日間ほとんど眠らずに反論を書き、そのまま五月初めに具合が悪くなった。さらに心身ともに疲弊した原因には、専門家同士の意思疎通の難しさもあった。

分水嶺は越えている時はわからなくて、あとになって気づくものもある。けれど、最初は小さくとも、いったん動き出した水の流れを戻すことは容易ではない。

「四二万人」死亡推計会見

RD(Regional Director)と呼ばれるWHOの地域事務局長は、五年に一度、各国代表による選挙で選ばれる。尾身茂はWHOの西太平洋地域のRDとして最前線で指揮をし、ポリオやSARSを制圧した経験から、新型コロナウイルスに対しても専門家として科学的な評価をするにとどまることには歯がゆさを感じていた。早くこの感染症を抑えるためには、それに加え、とるべき対策を具体的に提言したいとの強い思いがあった。科学的な理屈も当然必要だが、むしろ対策への気持ちが先立っていた。

緊急事態宣言発出後も、尾身は政府や都道府県の対応は不十分であると考えていた。役所も必死になって仕事をしてくれてはいるが、いつになっても縦割りで動いているように見えた。なかでも、解決が難しいと感じたのはPCR検査の拡充がなぜこれほど遅れているかということだった。

専門家として本来は、「PCR検査を増やすべき」と提言をしていればいいのだろう。しかし皆が忙しすぎるためなのか、対応はいつも大きな象の一部をなでているだけで、全体を摑んでいないように思えた。保健所も、夜に日をついで対応してくれていたが、すでにキャパシティとして限界だった。これらは一カ月以上前からわかっていたことだったが、対策は遅々として進まない。さまざまな省庁が関わる問題であれば、誰かが責任をもって問題のありかを分析し、何が障害かを把握し、取り除かねばならない。

そして、市民の行動変容もまだ不十分のように見えた。これについて専門家会議の勉強会で話し合ったところ、対策をやった場合、やらなかった場合の重症者や死者数の推計値を発表してはどうかという意見が一部から出たことが、西浦博の「四二万人死亡推計」記者会見の発端となった。ただし、西浦によると勉強会での話は契機の一つで、自身が全責任を背負う覚悟で発表することを決断したという。

＊

「対策をまったくとらなければ、国内で約八五万人が重症化し、その約半分が死亡する恐れがある」

四月一五日、厚労省の記者会見室で西浦が中心となり、人と人との接触機会を減らすことをまったくしなかった場合の推計値が話され、大きく報道された。

西浦は自著『新型コロナからいのちを守れ！』（聞き手・川端裕人、中央公論新社）でこの時の思いを振り返っている。

「もちろん、最悪の被害想定を語ることで、ざわざわすることは覚悟していました。僕はリスク・インフォームド・ディシジョンを主張した時から、科学的な話をするのを恐れてはならないと強く考えていましたから、結果として被害想定をきちんと伝えることになりました」

尾身は、このような推計値を発表し、専門家として説明することは、この時に始まった話ではなく、前述したように重症者数と人工呼吸器の数を西浦が作成した資料で示したことと同じであったと言う。

「みんなに意識を変えてもらうにはどうすべきかを議論しました。数字を発表すると市民はパニックになる、と考える人もいます。ですが、私はきちんと説明すれば、日本の市民は理解してくれると信じていた。想定されるデータがあるのなら、それを誠実に説明をするのは我々の義務だと思っていました。ただし理想的には、最悪のシナリオだけではなく、ベストケースやその中間などを説明し、ベストケースに近づくようにするための一つの参考資料として出したという言い方をすればよかったのだろう」

伝え方の課題に加え、推定される数字を受け取る側の土壌の問題もあるのかもしれない。

押谷は厚労省から滞在していたホテルに戻るとき、ＪＲ新橋駅前のＳＬ広場の大画面で西浦の記者会見を報じるニュースを目にした。

「あの数字は言うべきじゃなかった」

押谷はこの件について、西浦と打ち合わせができていなかった。押谷は死者の数字を出したとき、それを受け止められないであろう人々の姿を思い浮かべた。そして西浦だけが批判の矢面に立たされることも懸念していた。

齋藤智也は会見を隣の部屋から見て、このように思った。

「押谷先生は、弱い立場の人や精神的にダメージを受けやすい人に対する気持ちが強い方で、怖がらせるようなメッセージはやめるべきだという意見です。一方、西浦先生はリスク・インフォームド・ディシジョン、つまりリスクを説明した上で行動変容を促したいと考えているのではないか。しかし、これくらいの厳しい局面で、意見の相違がないほうが問題です。対策や評価について対立する局面がないとすれば、それは明らかに偏った集団でしょうから」

そして齋藤はコミュニケーションの局面が、クライシスコミュニケーションからリスクコミュニケーションに変わりつつあるようにも感じていた。

クライシスコミュニケーションは緊急時の一方的な情報発信だが、リスクコミュニケーションでは双方向性が出てきて、行政が考えることと市民が考えることのリスク認知やリスク評価をお互いにすり合わせて、どこを落としどころにするかを探るものであると齋藤は考えていた。

当初は科学的な議論が多く、不確実な範囲があるなかで対策をとっていたので、医学的な意見が尊重された。双方向の合意形成を待っていると欧米のような悲惨な状況も起こりえたため、まだ一方的なコミュニケーションが許される段階であった。ただし緊急事態宣言後は、同じように情報を発信しても徐々に人々の心に届かなくなっていった。市民との間で何をリスクと捉えるのか話し合うプロセスを経なければ、納得感が得られないのではないか。

それでもまだこの時期は、次々と検討課題が降りかかってきて、ゆっくりと対話する時間はなかった。だが、金と人をもっとリスクコミュニケーションにかけるべきだったのかもしれない。齋藤は「自分はコロナにかかったかもしれない」と思うほど、しょっちゅう急に熱があるような気がしたり、喉が痛いような気がしたりして、プレッシャーにつぶされそうだったと言う。

＊

西浦の会見の横には、クラスター対策班のリスクコミュニケーションを担当する東京理科大学薬学部教授の堀口逸子が座っていた。堀口は既知の研究者や広告代理店の人に声をかけ、コミュニケーション担当チームは一〇人ほどになった。

「厚労省の中に広報室があって、新型コロナ対策推進本部の中にも広報班がありました。その人たちがクラスター対策班の広報の部分も調整してくれるかと思ったら、そうでもない。コロナ対策の班は二階講堂に集められているのに、クラスター対策班だけ別の階にあって、省内の様子がわからないというのも難しさの一因でした。リスクコミュニケーション以前に、内部のコミュニケーションがうまくいっていなかった」

クラスター対策班は外部の研究者の存在が目立ったが、本来は厚労省の新型コロナウイルス感染症対策推進本部の下にある一〇以上の班のうちの一つであり、クラスター対策や疫学データの収集・分析を行う組織である。つまり厚労省の一部であるため、本来的に広報は厚労省が担うべきであった、と堀口は考えた。

一方、専門家会議にもリスクコミュニケーションを担う組織はなかった。武藤香織はそれまでリスクコミュニケーションについて研究してきたことはなく、だからこそ専門家会議が初めて独自の見解を発表することになったとき、すぐに早稲田大学准教授の田中幹人に応援を求めた。

「リスコミは省庁が連携した組織として行うべきで、外部から支援に入ったボランティアが基軸となって省庁を巻き込むことはできない。ところが人気歌手・星野源とコラボした安倍首相の動画がポンと出てきてしまうなど、官邸、内閣官房、厚労省の広報チーム同士の連携すら心配される状況で、やきもきしました」と武藤は振り返る。

二〇一〇年の「新型インフルエンザ対策総括会議報告書」では、「国が責任を持って、都道府県、市町村等と連携し、広報していくことが必要である」と指摘されていた。だがそれが実現されないまま、危機感を持った人たちが不安定ななかで持ち出しで動いていたのだ。あるべき姿は、政府にコミュニケーション組織が組まれることだろう。なぜなら、リスクコミュニケーションは一方通行ではなく、双方向でのコミュニケーションであり、危機時にそれが可能なのは責任を取ることができる国しかないからだ。

リスクコミュニケーションがうまくいかないことは、対策における失敗にもつながりかねない。

田中は専門家会議が立ち上がった当初から、「エリートパニック」が起きないか警戒していた。エリートパニックとは、レベッカ・ソルニットの『災害ユートピア』（高月園子訳、亜紀書房）に登場する言葉で、災害時に危機に対応する立場にある者が、一般の人がパニックを起こすのではないかと恐れ、エリート自身がパニックを起こす考え方である。政府しかり、専門家しかりである。アメリカのスリーマイル島原子力発電所の事故の際には、パニックを恐れた行政担当者がきちんとリスクを住民に伝えなかったということもあった。

田中は尾身にこの概念を伝え、尾身が「今、エリートパニックを起こしてないかな?」と自ら慎重に確認する場面もあったという。尾身は数々の経験から、「オール・オア・ナッシングはいけない」と考え、正確な情報をどう届けるか、さらには情報が届きにくい層——テレビや新聞を読まない若い世代——にもアプローチしなければいけないと考えた。そして、武藤や田中に加え、尾身自身が代表理事を務める「NPO全世代」の協力を得て、ツイッターやnoteでの発信を開始した。

田中はリスクコミュニケーションを、リスク情報の発信よりも広い概念だと捉えている。

「リスコミが大事だと散々言われるが、その本質は『私たちはどのような社会に生きたいのか』を、対話を通じて共有すること。しかし、生命倫理などの難しいリスコミ課題も『今後の議論が大切だ』とまとめられてしまうように、実体がないことが多い。リスク情報の広報のためにも『広聴(公聴)』が大切で、人々の声を聴いてリスク観を把握し、それを発信するトップの人に助言できる組織が必要となる。その機能は本来は政府の中にもあるべきだが、そういった部署が存在しなかったことが問題だ」

その意味では、それぞれの持ち場で試行錯誤のリスクコミュニケーションが試みられていたが、最大限に効果を発揮できたとは言えない。リスクコミュニケーションはリスク評価やリスク判断のありさまを広く社会に開いていく作業だ。これは後に述べる専門家会議の「卒業論文」にまで持ち越される課題となった。

緊急事態宣言解除の基準数値

四月七日、七都府県で始まった緊急事態宣言は、四月一六日にその対象を全国に拡大した。この間、専門家会議は四月一日から開かれていない。「特措法の世界」と専門家たちが呼ぶ緊急事態宣言下では、意思決定を合意する会議体は基本的対処方針等諮問委員会が中心となった。専門家会議の構成員全員が諮問委員会に入り、さらに諮問委員会の親会議である新型インフルエンザ等対策有識者会議の中から医療関係者など数名が諮問委員会に加わっていた。だが、諮問委員会の構成員たちにも緊急事態宣言の延長については事前の相談はなかった。

四月一六日の諮問委員会の冒頭で日本医師会常任理事の釜萢敏が発言している。

「結論としては、この方向でいいとは思うのですけれども、ここに至るまでの合意形成の過程がちょっと唐突で、あまり十分意見を重ねた結果ということではないと思います」

前回の七都府県を選んだ基準と、今回の北海道以下の基準が必ずしも同一ではないと述べている。

また、武藤も「感染拡大の傾向が見られるので、流行を抑制し、ゴールデンウィークの人の移動を抑えるというのが、それはどの基準に基づくのでしょうか。かなり予防的に運用しようとしているわけですね」と疑問を呈した。

専門家と厚労省が、会議前から濃密な議題のやりとりをしている専門家会議と違って、諮問委員会はその日の議題が何であるかさえ当日までわからず、資料も構成員に事前に配付されなかった。武藤は「尾身先生からは諮問委員会は儀式のようなものだと聞いていたけれど、こんなにしゃんしゃんしゃんだとは……」と驚いた。

尾身は諮問委員会会長として、西村大臣と面談を重ね、一人で調整を抱えていた。

「あんなところで急に書類を出されたって、ほとんどの人は意見なんてまともに言えるものじゃないですね。専門家が主導した専門家会議とは違い、国は諮問委員会を政府の方針に対し判子を押してくれる会議として位置づけたいと思っていたのでしょう。これまでなぜ専門家会議は長時間の勉強会を行ってきたかといえば、みんなで意見交換をきっちりしたかったからだ。

諮問委員会会長として、私も本当はみんなともっと意見交換をしたかったが、そうした余裕がなかった」

翌一七日に尾身は安倍首相とともに記者会見を行った。緊急事態宣言発出の時から解除に至るまでに計五回、安倍の会見に尾身は同席した。これは専門家会議が政府の助言組織として十分に信頼を勝ち得ているからとも言えるが、安倍が尾身に抱きついたと考える意見もある。ある時は、純粋に科学的な内容だけではなく、知的障害や発達障害をもつ子どもの行動指針など答えが難しい質問について、安倍は尾身に回答するように振っていた。

会見で今後の見通しについて聞かれた尾身は、「今見ている報告数というのは、だいたい二週間前のものということはもう何度も言われています」と答え、先行きについては「今、まだ評価することは早すぎるので、それが五月の六日頃になると大体のことが言える」と話していた。

しかし、評価は五月六日を待つことはできなくなる。

結果的に五月四日に緊急事態宣言は同月三一日まで延長されることになるが、専門家会議の勉強会では緊急事態宣言の評価について激論があった。

延長をめぐって、政府から宣言の効果を検証したいという強い要望があった。だが、データ分析を行ってきた西浦は、今見ているデータは二週間前の感染状況を反映しているだけで、宣言期間内の最初の頃しかわからず、十分に目標を達成したか判断できないと主張していた。

齋藤智也は政府からの要望が「どんどん前倒しになっていく」と感じていた。

「緊急事態宣言解除に際して、政府も産業界も自治体も事前にいろいろな準備をしなければならない。連休前に解除したい、連休中にも一部解除したいという声も聞こえてきました。だから、もっと分析結果を早く出せと政府からせっつかれた。一方で、データを分析する立場からすれば、この時間では信頼できるデータの分析はできないのではないか。緊急事態宣言の効果が十分にあったという結果が出ることを前提に議論をされても困る、という気持ちを私も持っていました」

専門家会議の構成員で弁護士の中山ひとみは、この議論で尾身が顔を真っ赤にして語気を強めていたことに驚いた。

「尾身先生は『市民にわかってもらうためにはデータが必要だ』と主張し、西浦先生は科学者としての良心から検証が済んでいない分析結果を出せないとぶつかっていたんだと思います。あまりの激論に、私は仲裁しなくてはいけないと腰を浮かせかけました。御用学者だなんて批判されていたこともあったけれど、そんなことは絶対にない。みんなギリギリのところで真剣に向き合っていました」

だが尾身は、どうして政府の要望に応えようとしたのか。

「それは政府の要望ということよりは、私自身の考えの表れだった。専門家会議の役割は、科学的根拠をもって政府に対しとるべき対策を提案することだ。その際、一〇〇パーセントの正確なエビデンスがない場合も当然ある。しかし、そうした場合でも今までの経験、感染症の常識、直感である程度方向性については示さなければならない。エビデンスが全部揃ったものしか言えないとなると、国は何も判断できなくなる。そうなると困るのは市民だ」

この延長については、一部の外部の専門家から批判が上がった。感染者数はすでに下がっているにもかかわらず、どうして延長しなければならないのかと。

専門家会議のメンバーは、緊急事態宣言前に感染者数が減少していることは十分理解していたと尾身は言う。

「人々は国や知事が宣言を出す前に、情報や雰囲気を察して行動変容してくれた」

だが、緊急事態宣言を出す当初の目的は感染者数を抑えるためだけではない。感染者数が下がり始めても、保健所の逼迫の解消や医療提供体制の拡充が不十分である以上、延長は必要だろうということは専門家会議としての合意事項であった。

緊急事態宣言延長の会見で首相は、「可能であると判断すれば、期間満了を待つことなく、緊急事態を解除する考え」を示した。解除基準については具体的には触れないまま、「今から一〇日後の五月一四日を目途に、専門家の皆さんにその時点での状況を改めて評価いただきたい」と発言するにとどめたが、与野党ともに具体的な見通しを示してほしいという要望が高まっていった。そのため、政府から早急に出口戦略を話し合うようにと専門家会議に要請された。

尾身は五月六日の午後三時までに出口戦略について意見を出すようにと専門家会議の勉強会のメンバーに指示した。

＊

五月六日、武藤は押谷が入院する閑静な住宅街にある病院に向かった。緊急事態宣言中のため面会停止となっていたが、「尾身先生から頼まれたことがあって」と言って、病室に入れてもらった。

押谷が入院していることを、武藤は座長の脇田から聞いていた。身を粉《こ》にして働いているのに、どうしてそれほどまでの批判を世間から受けなければならないのだろう。

この気持ちは、他の専門家に対しても同じであった。武藤は専門家会議が差別や分断を生むメッセージをできるだけ発しないようにと配慮してきた。それでも感染拡大を若者のせいにしたとか、「夜の街」と名指ししたなどさまざまな批判を受けた。専門家が悪気なく発した言葉で、世間から攻撃される姿を見ることが耐えられなかった。

武藤は幼い頃からどこにいても居心地の悪さを感じてきたという。差別される人、脇に追いやられる人の心に近いものが自分自身の中にもあった。そして専門家会議においても、医師や疫学者、ウイルス研究者がほとんどの組織で、自分は部外者であった。だからこそ、彼らができるだけ傷を負わないように心を配る役割を果たそうと考えていた。

だがこの日、押谷の見舞いに行ったのは、慰めるためというよりも、出口戦略についての押谷の意見もどうしても聞いておくべきだと思ったからだ。尾身の指定する期限まで、あと数時間しかない。病室で押谷は「何人になれば大丈夫ということはない。数字には意味がない」と話し、武藤はそれを持ち帰った。

一〇万人あたり〇・五人

「どこまで感染者数が下がれば、クラスター対策ができるのか」

尾身は鈴木基に詰め寄っていた。鈴木は専門家会議構成員であり、クラスター対策班でクラスター分析も行っていた。

鈴木は苦渋の表情でこう言った。

「〇・五です」

一〇万人あたりの累積新規感染者数を〇・五人だと提示した。

尾身は「本当か」と何度も確かめた。尾身は当時を振り返る。

「鈴木さんは困った顔をしていました。だけど大まかでもいいから数字を言わないと前に進まない。〇・五なら本当にいいのかなんて誰にもわからない。〇・五五だったらだめなのかもわからない。ここは専門家としての判断だから決めてほしいと言いました」

尾身は解除基準をある程度示さなければ政府の恣意的な判断になってしまい、市民の納得が得られないと考えていた。

この数字が出るまでには、激しい意見の対立があった。まず、押谷が病室から伝えたことと同様に、専門家会議として数字を出すべきなのか、そもそも設定するのは現実的に難しいのではないかという意見があり、鈴木も同じ考えだった。

「大都市と地方では前提が違い過ぎるために、全国一律に数字を決めるのは、どう考えても難しいことです。さらに緊急事態宣言を発したタイミングと二カ月ほどのタイムラグがあるなかで、条件も当然に変わってくる。緊急事態宣言開始時の数字と同じように、解除の基準を設けるのはおかしい。むしろ疫学者としてはゼロにできるだけもっていくべきというのが私の大前提でした」

ニュージーランドや台湾のように、ウイルスを完全に排除することを目指すことはできないのか。東京以外は新規感染者数ゼロが達成できそうな状況ではあった。だが、そのためには感染者がゼロの期間を数カ月刻まなければ、日本からコロナを排除したことにはならないこともわかっていた。

これに対して、経済学者の大竹文雄は五月八日の勉強会で、オンライン参加にもかかわらず声を荒らげた。

「緊急事態宣言は、クラスター対策が可能になるレベルまで感染者数を減らすことを目標にしていたはずだ。感染者数をゼロにもっていくなら、最初からそう言うべきだった。それをしないで今からゼロを目標にするのであれば、目標が変わりましたと明言して、市民を説得してから解除基準を作ってください」

経済学者の立場で、専門家会議に参加している以上、大竹は当然のことながら経済の問題も重要視した。

「ここまで減ってきたんだからゼロにできたらどれだけ快適だろうと私だって思います。でも百貨店や航空会社がつぶれそうになってきて、失業率が高くなっている。今後自殺者とコロナの死者とどちらが多いのかは必ず問題になるでしょう。急に方針が変わるなんて説明がつかない」

大竹にとって一番苦しい議論だったこの時に、「押谷先生がいてくれたら」と思った。押谷は「このウイルスはゼロにはできない」と主張していた。

「トロッコ問題」という言葉がある。多くの人を助けるために別の人が犠牲になってもいいのかという倫理学的なジレンマで、功利主義と義務論の対立を扱っている。

線路を走っていたトロッコが制御不能になった。このままでは前方にいる五人が確実に犠牲になってしまうとする。あなたの前には線路をメイントラックからサイドトラックに切り替えるレバーがある。だが、切り替えた先のサイドトラックにも一人の人がいる。このままあなたは何もしないで五人が死ぬのと、レバーを引いて一人が轢《ひ》き殺されるのと、どちらが倫理的な選択になるのかという問いだ。

押谷は感染症と経済の問題は「トロッコ問題」だと考えていた。トロッコ問題の要諦は、正解がないということだ。個人にとって何がより倫理的なものか、そして社会としてコンセンサスが得られるのはどちらなのか。個人と社会の考えが求められる。そのようなジレンマは医学の専門家だけで解決できる問題でもない。

産業医でもある和田耕治はまた別の見方をしていた。

「コロナの感染対策をやったから経済が悪くなったと言う人がいるが、そうではなく、何よりも新型コロナがこの世に出現し、日本で感染拡大しているから経済が悪くなったと思うのです。ですから対策を行うことで、経済において良かった面もあるはずだ」

しかし政府からは、経済がこのままではもたないために早く解除しなければいけない、そのための基準がほしいという声が大きくなっていた。

緊急事態宣言判断の三つの理由

ゼロにするだけではなく、一年ほど緊急事態宣言を出しっぱなしにしたほうがいいという意見もあった。もともとの想定は「宣言は二年間出しっぱなしにして、都道府県知事が状況に応じて措置を行ったり解除したりする」という運用だったと齋藤智也は説明する。これに対し尾身は怒った調子で言った。

「緊急事態宣言を出した時の三つの理由、感染拡大、医療崩壊、クラスター対策ができないということに立ち返ってほしい。この三つだと言ったのだから、それは市民との約束であり、これが何とかなれば解除するのは当然のことだ。医療が元通りになり、感染が下火になってきたら、あとはクラスター対策ができるかどうかだ」

皆の意見を聞いて、鈴木基は「仮のものであっても、数字を出さなくてはならない」と覚悟した。となると、どの水準までに抑え込めば許容できるのか。これを学術的に定義するのは難しいので、社会的に考えるしかないと鈴木は思った。

尾身はクラスター対策ができる水準と言ったが、鈴木はそもそも専門家会議として緊急事態宣言を出さねばならないと合意した原点に立ち戻り、病院と保健所が通常運転に戻せるところまでしっかり数を下げようと考えた。これならば社会的に受け入れられるし、緊急事態宣言を発出した理由にもつながる。

「三月二五日に東京都知事が『感染爆発の重大局面』と言って自粛の要請をしたのは、病院や保健所が逼迫したからです。ですからそれよりも前の段階であれば、病院と保健所の通常運転ができると考えました。ということで、三月一〇日前後の数字を前提としてはじき出したのが一〇万人対〇・五という数字でした。全国を見渡してではなくて、東京都の状況を見て決めています」

五月一〇日、尾身は官邸に行きこの数字を打診したが、政府からは専門家の案は厳しすぎると認められなかった。

「これだと東京はいつまでたっても解除できないと、一〇万人あたり五くらいの数字が政府から提案されたように記憶しています」と鈴木は言う。この数字はさすがに専門家側は承知できないということで、政府との駆け引きが尾身を通して何度もなされた。

五月一四日、この日の専門家会議の提言を受けて最終的に政府は、解除基準を感染の状況、医療提供体制、監視体制等を「総合的に判断」するとした。そして、感染の状況については、「一週間単位で見て新規報告数が減少傾向にあること」「直近一週間の累積報告数が一〇万人あたり〇・五人程度以下であること」を目安とし、「直近一週間の一〇万人あたり累積報告が、一人程度以下の場合には、減少傾向を確認し、特定のクラスターや院内感染の発生状況、感染経路不明の症例の発生状況についても考慮」すると決定。その後、諮問委員会の承諾を得て、北海道、埼玉、千葉、東京、神奈川、京都、大阪、兵庫の八都道府県を除く、三九県を緊急事態宣言の対象区域から解除した。

この駆け引きは、緊急事態宣言発出時の「最低七割、極力八割」のように政府に引っ張られているようにも見えるが、脇田は別の見方をしている。

「最初から一という数字を言ってしまうと、もっと上に設定されてしまうのではないかと考えて、尾身先生は落としどころを考えた上で〇・五という数字で交渉していた。〇・五から一という数値が落としどころになるということをあらかじめ読んでいたのではないか。私たちは諮問委員会会長としての尾身先生の突破力を信頼していました」

尾身は官邸にも行くことはあったが、主に交渉した相手は西村大臣だった。文字通り連日一時間から二時間の面会をし続けてきて、深い信頼関係があるように見えるが、尾身はそういうことではないと話す。

「好き嫌いとか相性ではない。西村大臣は合理的なことを提案すれば理解を示し、ほとんどの場合、我々の意見を採用してくれた。だがときどき官邸の意向もあり、どれだけ交渉しても『政府の決意は固い』と感じることもあった」

政府は「専門家の意見を伺って」と責任を押し付けるような時もあれば、一斉休校やマスク配布など一切相談されないこともある。「一貫性がなかったことは残念だった」と尾身は繰り返す。それでも政府の決定の責任を、専門家が国会で問われることもたびたび続いた。

五月一一日の参議院予算委員会で、立憲民主党福山哲郎議員は、感染者数が政府の報告よりも潜在的に多いのではないかという推測について、参考人として出席した尾身に質問した。最後に、尾身は東京都の陽性率を引き合いに出して説明していたが、福山は「私が言っていることについて答えてください」と言葉を投げかけた。そして尾身が再び答えても、「まったく答えていただけませんでした。残念です」と断定した。安倍首相が「尾身さん、もういいよ」と声をかけると、「助け舟を出すな」とやじが飛んだという。

その様子をテレビで見ていた中山はハラハラし、友人からも「尾身さんの知性に対する冒瀆《ぼうとく》だ」と怒りのメールが届いた。尾身が失礼な質問で疲弊しているのではないかと、専門家会議のメンバーたちは皆で心配していたが、のちに会った時に尾身は怒るどころか、笑いながらこう言った。

「福山さんの最後の質問については、彼がひょっとしてこういうことを聞きたかったんじゃないのかなと、とっさに考えて答えたんです」

時に内部での議論では激論になることもあるが、尾身は大抵はいつも穏やかな語り口で話し、記者会見では政府や役所に対しての感謝を述べている。「どうしてそんなことができるのですか」と尋ねると、「どんな相手でも正しい面や良い面はある。そうやって感謝の言葉を伝えるのは当たり前でしょう」と答えた。

「リーダーは感情のプロである必要がある。リーダーとは何かといった本には、決断力やコミュニケーション、大きな方向性を示すことなどが書いてありますが、でももっとも重要で難しいのは、感情の、怒りのコントロールです。怒ったとしても、根拠のある怒りが必要だ。後で尾を引かないような怒り方をすることが重要です」

高まる批判、不安定な会議体

専門家会議への批判は、緊急事態宣言中の四月二二日の「人との接触を8割減らす、10のポイント」と五月四日の提言で出した「新しい生活様式」にも及んだ。

これらは和田らが厚労省と共に作り上げたもので、和田は当初、自分や相手、地域を守る思いやりに満ちた生活様式だと考えていたが、「思いやりという言葉は作成中に消されてしまった」と言う。そのために意図がうまく伝わらなかったのか、市民からは箸《はし》の上げ下ろしにまで専門家に指示されるのかという批判が集まった。

行動経済学を専門とする大竹も、「10のポイント」は世の中の反応として比較的評判が良かったが、「新しい生活様式」は議論を呼んだと感じた。

大竹は「10のポイント」で「帰省を控えてビデオ通話で」「飲み会を控えて」という表現を、「ビデオ通話でオンライン帰省」「飲み会はオンラインで」と書き直した。できるだけ受け取る側に損失を感じさせない工夫が大事だと思った。

「新しい生活様式」は、海外で「ニューノーマル」と呼ばれる感染拡大から身を守る日常生活の実践例で、その日本版を作ってはどうかと厚労省側から提案された。

「行政的には業界団体のガイドラインを作らなければならないので、その根本をこの新しい生活様式に求めたいというのが厚労省からのリクエストでした。ただ事業者がどうすべきかという話と、個々の人がどう気をつけるかの話が混在したまま出てしまった。もう少し明確に分けられていれば、個人の行動に勝手に入ってくるなというところにはいかなかったのかもしれない」

だが結局は本当の基準なんてわからないと大竹は言う。

「本来、こういう生活様式は科学的なものではなく、行政や政治の意思決定なんです。リスクをゼロにしたかったら、どんなところでも二メートル離れていなさいと言うしかない」

五月に入ると、専門家から市民への呼びかけはやめるべきだという意見が押谷など構成員からも出ていた。だが大竹は反対した。

「行動変容がなければ、コロナ対策は何もないんだから、自分はやっぱりやるべきだと思っていました。ただ市民に直接語りかけることで効果的なメッセージを出せていても、対策がうまくいかなかったり、経済の悪化という副作用が出てくると、専門家に責任転嫁されていました。けれど、経済学者はだいたいいつも批判を浴びているし、批判を受けるのは当然だと思っていました、そこが医学系の人と違うところかもしれない」

また同じ頃、厚労省が二月に公表した相談・受診の目安である「三七・五度以上の発熱が四日以上続く」という文言により、保健所が相談を断ったり、患者が受診を控えるケースも顕在化し、これも専門家の責任だという批判が強まった。この目安については、二月一六日の第一回専門家会議で議論されている。

厚労省の正林はこう話す。

「当初はインフルエンザが流行《はや》っていたから、その鑑別のためにこういった目安となりました。ただ、状況に応じて目安を柔軟に判断するようにと自治体に事務連絡を何度も通知したが、保健所の現場からすれば検査や人員に手が回らないので、四日間というのが免罪符のように使われていたこともあった」

「そろそろこの目安を変えてもいいんじゃないか」という提案は、尾身から厚労省に切り出されたと正林は言う。

鈴木医務技監は「転換できなかったこと」を後悔していた。

「二月の当初の出発点は悪くなかったと思いますが、その後はPCR検査能力をぐっと上げて、医師が必要だと思った人は全部やりますよと転換していかなければいけなかった。それがうまくいかなかったがため、多くの保健所ではねつける理由に使われて、非常にマイナス面が目立ってしまった」

保健所は、あまりに多すぎる業務と少なすぎるリソースに疲弊していた。

施策の最終的な決定権は政府の手にあり、この「目安」は五月に改訂された。専門家が決定することでも、決定できることでもないにもかかわらず、批判の的とされていく。

その批判は訴訟という形としても現れてきた。

中山ひとみのところに、長野県の裁判所から訴状が特別送達で届いた。弁護士でありながら、専門家の暴走を止められなかったという理由で、五万円の損害賠償を求める民事訴訟であった。

中山は以前尾身から、「こういう委員会はうまくいってもいかなくても叩かれるんだよ」と聞いていたが、これだけの専門家たちが精魂を込めて誠実に仕事をしているのにそんな理不尽なことがありうるのかと思っていた。しかも、専門家会議の手取りの日当は一万七五九九円だ。その日当さえ兼職規定などで放棄する構成員も多いと聞いている。東京都内の委員には交通費も出ない。その他の連日のように行われた勉強会はすべて自腹で、一回の会議は長い時は朝から夕方までやった。誰も得をしたいとは思っていない。叩かれる意味がわからなかった。

また別のメンバーが「訴訟リスクだってあるんだ」と発言していたこともあったが、「日本は訴訟社会じゃないからそんなことあるのかな」と考えていた。だが、緊急事態宣言が延長されたあたりから、中山の事務所にも怒りの電話や手紙が届くようになっていた。そんな最中の特別送達だったので、「専門家会議の関連だろう」と思うようにまでになっていた。

原告の居住地で起こされた訴訟だが、被告である中山は、丸一日東京を離れて出廷するわけにはいかず、他の弁護士を長野県まで派遣し、答弁書や準備書面も出さなければならない。弁護士費用や交通費などの経費はまったくの持ち出しになるが、何も違法行為として非難されるようなことはしていないという専門家の矜持《きょうじ》にかけても負けるわけにはいかないと思っていた。

中山は厚労省と内閣官房に「専門家個人が訴えられたらどうするかを検討してください」と訴状を添付したメールを送った。しばらくして内閣官房から、「検討しましたので面談したい」と返信があった。書面作成や資料収集は手伝えるが、専門家個人が訴えられたものについての訴訟費用や賠償金などは役所として何もできないという説明だった。

訴訟にあたって、中山は専門家会議の委嘱状を探した。だが、アドバイザリーボードの委嘱状はあったが、専門家会議のものは見当たらない。内閣官房に問い合わせてみたが、「ありません」という回答だった。

「最初のアドバイザリーボードの任命も他の人には電話があったようですが、私には何もなくて、いきなり『アドバイザリーボード各位』というメールが送られてきた。厚労省の審議会などの委員をしていたため、『忙しいから間違えたんだ』と思っていました。けれど、メールはどんどん送られてくる。問い合わせてみて、間違いではなかったことはわかりましたが、当時は厚労省も相当混乱していたのではないかと思います」

中山は「訴えられたのが自分でよかった。皆の防波堤になれれば」と思った。

そもそも専門家会議は急場しのぎで作られた会議体で、危ういものだった。押谷は仙台の自宅の表札を外した。尾身も殺害脅迫を受け、警察による警護がついた。尾身は言う。

「家族が強い恐怖心や不安を抱いたのは間違いない。私自身は今の社会全体が抱える不安感を考えれば、これを事実として受け入れるしかないと思った」

脅迫状は他の専門家たちのもとにも届く。緊急事態宣言そのものや、検査が拡充されないことへの不満が大きかった。

このままでは自分たちの身が危ういのではないか。

そう感じた武藤は、東京大学先端科学技術研究センター教授の牧原出《いづる》にメールを書いた。牧原がウェブ「論座」に発表した「前のめりの『専門家チーム』があぶりだす新型コロナへの安倍政権の未熟な対応」(二〇二〇年五月二日)という論考を読み、抱えてきた不可解な思いの源がわかった気がしたという。

「今まで新しい生活様式など専門家会議の発言が世の中から怒られたり、国会でも野党から追及されたり、なんで自分たちはこんなに責め続けられないといけないんだろうとずっと思っていました。でもこの論考を読んで、政府が頼りないから専門家が前のめりにならざるをえなかった、専門家が政府の責任を負わされたことに気づきました」

そして、自分たち専門家会議メンバーが「前のめり」であることがうまくいかない原因ではないのかと考えた。牧原に直接話を聞きたいと思い、突然メールで連絡をして時間をとってもらうことにした。

五月一九日、牧原は東京大学医科学研究所の武藤研究室に向かった。緊急事態宣言中に電車で移動することが心配で、タクシーに乗った。牧原は前任校が東北大学であったため、クラスター対策班のリスク管理チームが押谷をヘッドとする東北大学のスタッフであることに、どことなく親近感を抱いていた。だが、専門家会議の構成員とは面識がない。

午後七時、尾身、脇田、押谷、武藤、田中が会議室で待っていた。

牧原は「政治主導の下での専門家の独立性確保について」という五枚にわたる文書を配って言った。

「専門家会議は解散したほうがいいです」

そしてこう続けた。

「法的根拠がない専門家会議は不安定で危ない。特措法の下に新たな会議体を組織すべきではないでしょうか」

基本的対処方針等諮問委員会の親会議である新型インフルエンザ等対策有識者会議は、新型コロナウイルスが発生してから一度も開かれていなかった。全体会であるこの有識者会議を回して、その下に感染症専門家の部会と、経済学系統の部会を二つ立ち上げて、双方が議論すべきではないかと牧原は提案した。それらの統合は、感染症対策の会議とその委員が担うのではなく、親会議を開会してそこで知事や経済界やマスメディアの委員も交えて多角的に議論し、最終的な政策調整は、政府の新型コロナ対策本部や内閣が担うような手続きを整備する。そうすれば、責任の所在がはっきりし、透明性も高まると考えた。

牧原の意見を聞いて、「親会議というのはいいアイディアですね」と尾身は答えた。

プレゼンは長時間にわたったため、いったん休憩としてデリバリーで届いたハンバーガーをそれぞれが黙々と食べた。牧原はその時に初めて、マスクの紐を片手で持ちながら食事をする「マスク会食」を目にしたという。

短い食事のあとに、質疑応答に移った。

「もっと制度の話を聞きたい」

尾身から、そのような質問が出た。

牧原は行政制度の説明をし、独立性の保証された公的な立場で科学的助言を行う「科学顧問」を政府に置くことを提案した。支援スタッフをつけ、警護は閣僚と同様に厳重にし、あくまで助言にとどめて、決定は本部や閣議とする。政治との交渉はこの科学顧問を通して行い、それ以外の専門家は原則として政治とは接触しないことが必要ではないかと語った。諮問委員会会長の立場と政府の調整は別にやっていかないと、責任の所在がはっきりしなくなるからだ。

牧原はその頃、「専門家と政治はうまくやっていける」という楽観的な政治ウォッチャーによる見解を目にしていた。だが、その場で専門家自身が厚労省と内閣官房の狭間で悩む話を聞いて、やはり関係会議の整理を早急に行わないと、法的な意味でも政治的な意味でも、これから専門家が官邸の盾となって、厳しく責任を追及されるという事態に陥るのではないかと危惧した。

専門家会議は解散すべきだという意見は、武藤は前々から勉強会で表明してきたが、その時はまだ誰も本気では検討していなかった。ただこの時に牧原の話を聞いて、一気に解散に舵《かじ》が切られることになる。

尾身は言う。

「私は前のめりが悪いとは思っていなかった。とにかくウイルスを抑えることにしか関心がなかった。ただこの時に、このままいくと専門家会議自体の存在理由が不確定になって、役割が果たせなくなるという問題意識を感じた」

ウイルスはもうゼロにはできない。これからは長丁場になると覚悟し、専門家組織のあり方に議論の重点が置かれてゆく。解散か、改組か。これをめぐって、厚労省や内閣官房との大きなぶつかり合いが生じることになる。

第6章
専門家会議の「卒業」

5月19日~7月3日

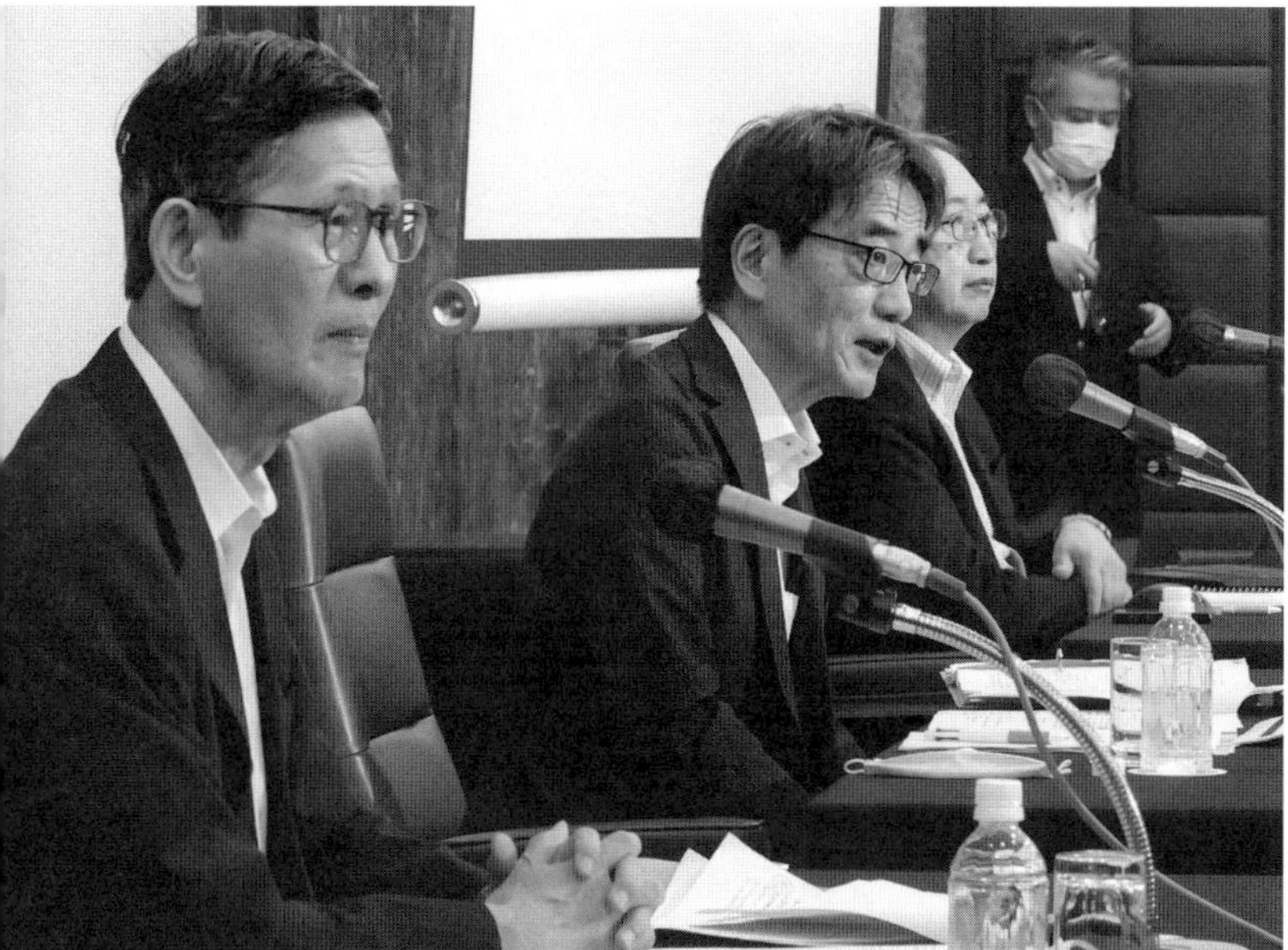

「卒論」発表の記者会見(左より尾身茂，脇田隆字，岡部信彦各氏．日本記者クラブ．写真：共同通信社)

前倒しされた宣言解除時期

専門家会議座長の脇田隆字は後悔していることがある。

「その一人を抑えられていたら、もしかしたら違った世界があったかもしれない」

二〇二〇年八月に国立感染症研究所が発表した感染者のウイルスゲノム解析の調査結果から、新宿のたった一人の感染者から次なる波が広がっていたことが判明した。

「五月の終わりから一カ月間、専門家会議のあり方をどうするかの議論に予想外に手間どり、感染症対策の議論に十分なエネルギーが割けなかった。ただ私たちはこのウイルスが日本に入ったときから全力疾走してきて、感染が下火になったあのタイミングで組織のあり方をきちんとしなければ、もうもたないと思ったのも事実です」

脇田は国立感染症研究所所長と専門家会議座長という重責を担ってきた。感染研の所長は厚生労働大臣に任命される職であり、厚労省の職員でもある。そのような立場であるにもかかわらず、二月に専門家会議独自の見解を出す際、早々にルビコン川を渡って役所の不文律を破り、本省と呼ぶ厚労省から叱責されることを一手に引き受けてきた。副座長である尾身茂が、座長よりもいつも前面に出ることを指摘する人もいたが、脇田本人は「それは尾身さんがふさわしいからで、一番適した人材がやればいい」と気にかけなかった。

「私は公衆衛生の専門ではないし、感染症疫学の研究歴があるわけでもない。だから、それぞれの個性をうまく発揮できるようにして、いかにしてみんなの意見をうまく対策に生かせるかが自分の役割だと思っていました」

C型肝炎ウイルスに関して世界的な研究実績があるが、「感染研の所長になったのも、座長になったのもたまたまでしかない」と気負いがない。淡々として激することはないが、必要なことは相手が誰であろうと率直に物申すという脇田のスタンスは、専門家会議の独立性を支えていた。

押谷は、「座長が脇田先生でなく、役人の顔色を読むタイプだったら、この会議は全然違う性格のものになっただろう」と言う。

静かな情熱を湛えた脇田だが、悔いていることがほかにもあった。一つは三月に海外からの検疫強化を提言したが、実行までに時間がかかったこと。二つめは五月の緊急事態宣言解除の時期が早まったことである。

当初の予定であれば、緊急事態宣言全面解除に際した諮問委員会は五月二八日に行われるはずだった。それが意見を聞かれぬままに、政治判断で三日間早まった。

「たった三日で何が変わったかわかりません。それでも、あの時抑えられていたら違った世界があったかもしれない」

＊

「五都道県の緊急事態宣言　改善傾向確認できれば　あす解除の方針」。五月二四日、ＮＨＫのウェブサイトにはこのようなニュースが掲載された。

翌二五日の諮問委員会の会場に入るとき、日本医師会常任理事の釜萢敏は知人の記者からこう尋ねられた。

「今日解除のようですがどう思われますか」

「私は何も知りません」

釜萢は語気を強めた。解除するかどうかは、これから始まる諮問委員会で諮問され、議論をして結論を出すものだ。それなのに委員よりもメディアが先に情報を握り、決定事項のように報道する。これでは専門家としての役目を果たせないと感じた。

緊急事態宣言の解除は、直近一週間の感染者報告数や医療提供体制、監視体制を勘案して段階的に解除を判断するとされていた。まずは五月一四日に三九県の解除がなされ、一週間後の二一日に大阪、京都、兵庫を対象区域から除外した。次はさらに一週間後の二八日に評価する予定であり、専門家はその心づもりで感染状況の分析をしていた。

だが、安倍首相は二一日の政府対策本部で、「週明け早々の二五日にも、専門家の皆様に改めて状況を評価していただき、可能であれば三一日の期間満了を待つことなく、緊急事態を解除する考えです」と述べた。

この政府の対策本部に諮問委員会会長として出席していた尾身は、不満を述べる。

「解除は政治がリードした。二八日まで状況を見ると専門家は皆そう思っていたのに、突然二五日に変更されました。国は早く解除したいわけでしょう。だけど、たった三日のことですよ」

尾身は連日面会を重ねていた西村大臣に「早めないほうがいいです」と進言した。解除は慎重にしないと、その間にクラスターが発生したり、見えない感染連鎖が表面化するかもしれない。しかし、それは聞き入れられなかった。

尾身は脇田と電話で相談し、諮問委員会の場でこの件について脇田が苦言を呈することになった。

「政府は揺れることが多いが、意思が固いところは絶対に動かせません。議論の余地がないとわかるんです。それでも我々はせめて発言していくしかない。最後まで粘って、諮問委員会当日にもやめたほうがいいと西村大臣に伝えたし、諮問委員会では脇田さんと共に私も発言した。だが動かなかった」と尾身は言う。

脇田はこの時の心境を振り返る。

「潮時なのかなと思いました。経済も厳しくなっているし、かなりがんばって市民も疲れているから、ウイルスの制御ばかりを言っていられないということも理解できます。けれど、たった三日なのだから予定通りやっておけばよかったのではないか」

東京都の感染者数は検査から判明まで三日程度かかるため、週の後半に増え、週の始めは少ない傾向が続いていた。五月二五日は月曜日、二八日は木曜日だった。専門家が示した人口一〇万人あたり〇・五人の目安は、東京都でいうと一日一〇人以下であり、この日の感染者数は八人だった。


専門家会議の構成員たちが懸念していたのは、まさにこのように数字がひとり歩きすることだった。

だが、目安となる数値基準がほしいという声は自治体では多く、「大阪モデル」を始め、京都、兵庫、北海道などが独自の休業要請緩和の基準を公表していた。

それは緊急事態宣言の再指定の議論でも同様だった。五月二一日、諮問委員会で再指定の数値を検討したが、尾身は専門家が数値を出さなかった理由をこのように説明している。

「三月、四月の当初からは少しコロナウイルス感染症を取り巻く環境というか、景色は違ってくると思うので、今の段階で数値を出してもひとり歩きしてしまうという懸念が、我々の中にはありました」

しかし、全国知事会会長代理の黒岩祐治《ゆうじ》神奈川県知事は、再指定の数値がほしいと主張した。

「あっちこっちでいろんな数字が乱立していって、混乱しているというのが正直なところ」

「数値目標というものは、再指定にあたっても、何らかの形で明示していただいたほうが、みんなわかりやすいと私は思います」

結局、緊急事態宣言が全国で解除された五月二五日の記者会見で、西村大臣は次の再指定の基準として、「四月七日に緊急事態宣言を最初に発出したときよりも厳しい目で見たい」と述べ、直近一週間の新規感染者数が人口一〇万人あたり五人以上、感染者が二倍になる倍加時間が一〇日以内、感染経路不明が半数以上という数字を提示した。

のちに西村はこの時の思いを振り返る。

「専門家の皆さんが数字を出すのに消極的なのは、状況が変わることを言われていたのですが、これを当時の私は理解できていなかったのだと思います。知事会からは基準を出せと言われ、私の責任で一〇万人あたり五人という数字を申し上げました。しかし、その後若い方を中心に感染者が増え、一方で院内感染や施設内感染はぐっと減ってきて、こういうことが状況が変わることだと実感しました」

首相と一緒の会見の危うさ

政府、自治体、専門家の見ている景色はそれぞれ異なるのだろう。責任の範囲や優先する物事が違うため、相違があるのは当然のことだ。だが、専門家にとって、自分たちが提言していないことであっても、専門家の責任だと世間から責められることも少なからずあった。

五月二五日、緊急事態宣言解除の際に安倍は尾身と共に会見を行い、「世界的にも極めて厳しいレベルで定めた解除基準を、全国的にクリアした」として、こう高らかに宣言した。

「我が国では、緊急事態を宣言しても、罰則を伴う強制的な外出規制などを実施することはできません。それでも、そうした日本ならではのやり方で、わずか一カ月半で、今回の流行をほぼ収束させることができました。まさに、日本モデルの力を示したと思います」

確かに、その時の人口あたりの感染者数や死亡者数は、G7の中では圧倒的に少なく抑え込むことができていた。だが一方で、アジア諸国の中では抜群の数値でもなかった。

果たして「日本モデル」とは何だったのだろうか。政府はロックダウンなどの強制力を伴った私権の制限をしなくとも、3密回避やクラスター対策といった日本独自の戦略で市民が行動変容を行った成果を誇る。そして、この日本モデルを世界に発信することに力を注いでいた。

だが、その戦略を描いた専門家集団を統括してきた尾身は、安倍とは違う解釈で日本モデルを捉えていた。

「日本モデルは、その都度アジャストするということです。何か決まった固定のモデルというよりは、基本的な考えは一貫しながらも、その時々の状況や相手に応じて作戦を変えていく柔軟さを指すのではないかと思います。日本の政治は批判されがちですが、でも他の国だったら、たとえば中国やロシアだったら、トランプ政権だったら、そういう柔軟性があったかはわかりません」

状況は変わるから数値は出したくないという専門家の考えも、この「モデルはない」という信念に通底していた。

この日の会見では、今後の第二波、第三波に備えた検証についてジャーナリストからの質問があり、そこでも政府と専門家の考えの違いは浮き彫りになった。安倍は医療提供体制やPCR検査体制の見直しは現在進めているが、「本格的な全体の検証というのは、これは終息したあと、検証していきたいと思っています」と回答した。

同じ質問に、尾身はこのように答えている。

「日本の感染症全体の取組みについての評価と、私ども専門家としては、専門家自身のあり方、どこが良かったのか、あるいはどこが改善すべきかということも含めて、近々、我々専門家としての中間的な評価はぜひ出してみたいと思っております。出すべきだと思っております」

尾身が語った専門家のあり方についての中間的な評価は、のちに「卒業論文」と専門家たちが呼ぶ文書となる。だが、専門家はこれを当初は六月第一週に発表する予定だった。それが役所との調整で六月二四日にまでずれ込んでしまい、ウイルス対策の空白につながってしまった。

＊

東京大学教授の牧原出はテレビでこの会見を見ながら、「首相と一緒に会見をやらないほうがいい」と尾身に進言したことを思い出していた。

武藤の研究室を訪れた五月一九日、牧原は尾身らにこのように提案していた。

「首相との記者会見は感染症以外の専門家数名とともに同席するか、まったく同席しないかのどちらかではないか」

なぜなら二〇〇九年と二〇一二年の政権交代で強化された政治主導の時代になってから、記者会見の主体が責任主体とみなされる傾向があり、注意が必要だと感じたからだ。

しかし、尾身は首相との記者会見は、「自分たちは毎日データを見ているし、ずっと感染症を専門にしてきたが、総理にはそんな時間も経験もあるわけではない。官邸から求められれば、技術的な補足説明をするのは私どもの当然の責任だ」と考え、やめることはしなかった。

ただ、専門家会議が特措法に紐付いていない、法的に極めて不安定な組織だという牧原の説明については尾身も同意した。また世論は専門家が政策を立案し、専門家によって経済的な苦境に立たされたと感じており、突然の重篤化による死亡案件までも専門家の判断が原因だと思っている風潮があるという意見も腑《ふ》に落ちた。

「安倍首相の自民党総裁の任期との関係で、官邸チームの分裂、各省の責任回避のなか、責任の押し付け合いが起こりうるため、これに巻き込まれないことが重要です。常に専門家に責任を押し付け、丸投げしようという傾向は避けられない」

そう話す牧原の言葉を聞いて、押谷は尾身に言った。

「尾身さんが役職を務めたWHOのRD（地域事務局長）はいわば総理のような役割。だから決定した事項に関してその理由を説明する義務があるが、今の立場では尾身さんは説明してはいけなかった。一〇万人あたり〇・五人という算出基準は何かといった技術的なことはいいですが、尾身さんが総理に代わってなぜ〇・五人を選んだかということは説明してはいけないんです」

押谷はこのように考えていた。

「専門家が人の命に関わること、亡くなるのが一〇〇人なのか、一万人なのかという分かれ目にあるような決定をしてはいけない。僕らは選挙で選ばれたわけではない。そんな突然集まってきた専門家が人の命を預かって、政策を決めるような国のあり方っておかしいでしょう」

それまで尾身は自分が「前のめり」だとも思っていなかった。だが、WHOのRDの時には当然だった説明を行うだけで、専門家が責められることにも気づいていた。

尾身はふと我に返ったかのように笑った。

「WHOの時の癖が抜けなかったかもしれない」

解散・改組の議論には二つの重要な理由があった。

一つはリスク評価とリスク管理をしっかりと分けないと、専門家があたかも政策を決定しているように受け取られることだ。もう一つの理由は、すでに感染症の専門家だけで議論が進む段階を超えてしまったということだ。マクロ経済学などの専門家の知見が重要になってくると考えていた。

尾身は五月四日の諮問委員会で、経済の専門家の協力が必要だと話している。それを受けて、五月一四日の諮問委員会から大竹や小林慶一郎など四人の経済の専門家が正式に委員として加わった。

だが、改組にあたって脇田は、「経済の専門家と一緒の会議体になることには反対だった」と言う。感染症の分析は専門性が高いため、牧原の提言にもあったように一緒に会議をするのではなく、経済は経済の専門家で別の会議を作り、それぞれが政府に提言する形がいいのではないかと考えていた。

これに対して、厚労省の正林はこう考えていた。

「公衆衛生や医学のグループと経済のグループを分けて、別々に政府に提言し、あとは政府が考えてくれという話を専門家の先生たちはよくされていました。でも我々からすれば、両方から意見をもらっても、おそらく相反するだけなので、一緒に議論することが大事だと思っていました」

内閣官房からも、二つに分けるのではなく、医療と経済が一緒になった組織がよいとの提案があったと正林は言う。

「ただ一方で、厚労省としては、かなり技術的な問題、検査や医療体制、サーベイランスといった事柄へのアドバイスはほしいと思っていました。専門家会議がなくなってしまうとアドバイスがもらいにくくなるかもしれないと考えた矢先に、そういえばアドバイザリーボードがあった、これを復活することで技術的な助言組織を存続することができると気づきました」

いずれにせよどのような会議体になるかは、専門家に決定権はなく、政府が判断することだ。尾身は、自分たちの意見を政府に提言するためにも、文書としてこれまでの反省点や役割を総括しなければならないと考えていた。

議事録問題をめぐって

五月二九日に専門家会議は最後の提言を出した。緊急事態宣言の効果や、次なる波に備えて検査体制や医療提供体制、保健所機能などを詳細に分析した力の入ったものだった。

しかし、この日の会議後の専門家会議の会見では、議事録に関する質問が目立った。ちょうどこの頃、専門家会議の議事録がないことがメディアや国会で問題視された。公文書は国民のものであり、政策に大きな意味を持つ専門家会議の議論過程は公開されてしかるべきだとの指摘だった。

尾身は質問に答えた。

「議事録を公開するかどうかは政府が決めることですよね。こういう一〇〇年にいっぺんの重要な時期なため、二月二四日からどういう考えで、どういう根拠で、どういう情報を元に政府に提言するのかについて、しっかり説明するのが我々の責任だと思って、十何回の会議、提言書、マスコミの方とも質疑応答で説明は尽くしてきたつもりです」

だが記者は納得せず、「個人の意見でいいので」と公開することについての考えを、尾身や脇田など会見の場にいた一人ひとりの専門家に聞いていった。

会見を脇で見ていた武藤は、専門家助言組織の役割を明確にしないと、次の流行や今後パンデミックが起きた際に対策に入る専門家がいなくなる恐れを感じた。

「大きな犠牲を払った緊急事態宣言の効果を検証した結果と次の流行に備える知見の報告があの会見の意義だった。なのに議事録問題ばかりに関心が集まったことに落胆した。森友・加《か》計《け》学園や『桜を見る会』など、安倍政権の文書改竄《かいざん》や説明責任の問題といっしょくたにされて、政権批判の道具にされた気分だった。論文を書く暇を奪われるだけでも痛手なのに、こんなに割の合わない思いをしながら政府と対峙できる専門家、そんなにいますかね」

専門家会議の初回に岡部信彦は、「これは議事録を公開する会議ですか」と事務局に尋ねた。会議体によって議事録を残すものもあれば、議事概要のものもある。事務局は「速記録はとりますが、議事録は公開しません」と答えた。

「これには予防接種・ワクチン分科会の会長であった時の苦い経験が背景にありました。会議の真っ最中に何者かによって内容が発信者のコメント付きでソーシャルメディアで実況されていました。だからといって自由な議論ができないわけではないですが、このような形があると身構えてしまい発言が慎重になる可能性もあります」

西村大臣は六月三日の記者会見で、「行政文書の管理に関するガイドライン」により、歴史的緊急事態に対応する会議等の記録の取り扱いは決められていると説明した。

「政策の決定や了解する会議は一人ひとりのお名前も、何を言ったかということを原則一対一に記録をしていくということになっていますが、意思決定しないものについては記録という形で議事の概要として、例えば活動期間、活動場所、構成員、その時々の進捗状況、あるいは確認事項を記載した文書、配付資料などを残すことになっておりまして、ガイドラインに沿って適切にこれを行ってきた」

専門家会議は意思決定を行わない委員会と位置づけられ、議事概要はウェブ上でも公開されている。一方、意思決定を行う諮問委員会は議事録として記録され、誰でもアクセス可能だ。

しかし、のちにNPO法人が専門家会議の議事録を公開請求し、政府が発言者のわからない議事概要だけを公開したことは不当だと、国の開示決定の取り消しを求める訴訟を提訴した。

弁護士の中山ひとみは、自分が訴えられたように、構成員たちがさらなる訴訟に巻き込まれる可能性を考えていた。未知のウイルスであるために推測で話さざるをえず、時に間違うこともある。議論に「あそこが危ない」と具体的な地名が出てくることもあった。二〇〇九年イタリアで三〇九人が死亡したラクイラ地震をめぐる裁判の一審判決は、国家委員会の専門家七人全員に過失致死罪の実刑判決を言い渡した。大地震の六日前の専門家委員会による状況分析と情報伝達が不適切であった結果、住民を死亡させる事態を招いたと判示したのである。この裁判は二審では一転無罪となったが、専門家の責任が法的に問われかねないリスクを示唆していた。

専門家の「卒業論文」と厚労省の反発

改組を急がなければいけない。次の専門家助言組織は、せめて特措法に紐付けされた強固な会議体にすべきだと専門家たちは考えた。ただし改組するにしても、勝手にやるのではなく、その理由をしっかりと世の中に説明すべきだと尾身は心を決めた。

「我々は政治家ではないけれど、社会的、公的な立場に立たされている。だからこそ、ちゃんと理由を説明しなければいけないと思った。これだけ前のめりになってきたグループが何も言わないで存在を変えるということはありえないでしょう。そして次に来る波に備えたあり方を皆で一緒に考えたいと思った」

ここにA4用紙一二枚にわたる「次なる波に備えた専門家助言組織のあり方について」という静かな熱を帯びた文章がある。名義は「新型コロナウイルス感染症対策専門家会議構成員一同」となっている。これが専門家会議の「卒業論文」と呼ばれるものである。

五月二三日に武藤がドラフトを書き上げた文書に皆の意見を反映させて六月七日にまとめ、翌八日に尾身は内閣官房に、脇田は厚労省に持って行った。

尾身は、「西村大臣は『そうですか』と、大きな抵抗はなかった」と言う。だが、厚労省は違ったと脇田は語る。

「内閣官房は西村大臣と尾身先生が話して合意に至ればそれで話が終わる。しかし厚労省は層が厚い。課長が難しいと言ったり、審議官や局長、医務技監、大臣がこう言っているとさまざまなところで引っかかる」

六月一五日午後七時半、尾身、脇田、岡部、武藤は、厚労省で正林督章を含めた三人の医系技官と対峙していた。

「何が不満なんですか。僕たちは一緒にやってきたじゃないですか」

官僚側の一人がそう言うと、尾身は「もちろんそうだ。しかしここは専門家会議として社会に説明すべきだ」と譲らなかった。草稿の冒頭にあった「我が国の危機管理体制が十分ではない」、「我が国のリスクコミュニケーション体制が乏しい」という記述から官僚たちには引っかかった。「我が国＝現政府、現役所」であるから、政府批判に当たり、政府と一緒にやってきたはずの専門家会議がそう言い放つことに苦言を呈した。会議は緊張感に包まれていた。

正林は「専門家の文書は時々難しくてわかりにくいことがあるので、行政ではみんながわかるようにしていくべきだ」と考えていた。専門家は自分たちを「前のめりだった」と総括していたが、正林は専門家と行政の「共同作業だった」と受け取っていた。

「私はかねてから行政と専門家が席を並べて会見すべきだと思っていました。二〇〇九年の新型インフルエンザの時に、感染研と厚労省が別々に会見したために視点が食い違い、記者からどう書いていいかわからないと言われた反省もありました。ですので、尾身さんにその提案をしたこともありましたが、あまり乗って来られなくて……。おそらく専門家だけでやったほうが国民からの信頼度が高まるとお考えだったのではないかと推察します」

また正林は、「よくガバナンスが効いてないとか、指揮命令系統がなってないと言われるが、トップたる総理がいて、毎日開かれる総理連絡会議で情報を全部集めて、必要な時には本部会議を開いて、重大な意思決定をしていた」と考えていた。

一方、尾身からすれば役所の説明がしっかりしないために、ルビコン川を渡ってここまで発信してきた。言い回しの調整はしても、卒業論文を出す意思にゆらぎはなかった。

「二月から悩みに思ってきたことはずっと同じで、何かを言うとどうしても政府への批判という要素が出てきてしまう。だが、我々は政府を批判することが目的ではない。批判の側面をできるだけ抑え、自分たちの問題点を挙げ、日本の社会の問題点も指摘することは結果につながると思った」

文書の冒頭に書いていた「我が国の危機管理体制が十分ではない」という言葉は、「感染症に対する危機管理を重要視する文化が醸成されてこなかった」と書き直した。尾身が卒業論文で一番伝えたかったことは、まさにここの部分であった。まだ今から必死になればこれから来る波に備えられるかもしれないと願っていた。

尾身は、「結果を先に考えよう。現時点から考えるのではなく、お尻を決めて逆算しよう」と常々職場でも部下に話してきた。

「なぜこのことをやっているかといえば、自分の正しさを証明するためじゃない。弁論大会でも学会でもないんだ。人の命が関わっていることだから、結果を出すべきだ」

尾身は言う。人間誰しも、相手が「そんなこと言ってくれるなよ」と思っていることをわざわざ言いたい人はいない。だが、それを言った場合と言わなかった場合を勘案し、総合的に広い視野で見る。そうするとどちらが合理的かが自ずとわかってくる。

「小さいことを考えたために、もっと大事なことを失うこともある。感染症対策を助言するためには、専門家組織が信頼の置かれるものでないといけない。専門家組織の法的な位置づけをしっかりし、経済など他の分野の専門家にも一緒に考えてもらう。感染がいったん落ち着いてきたその時に、何とかしないと手遅れになると思った」

厚労省との修文は四時間にわたって続けられ、外に出た時は午後一一時半を過ぎていた。

だが、文書の内容をめぐっての役所とのやりとりはこれでは終わらなかった。

二二日には脇田のところに、厚労省からのメールが届いた。「専門家会議と政府の役割分担が外から見るとわかりにくくなっていた」という専門家の「卒業論文」の文章の意味がよくわからないと指摘があった。内閣官房からは、謝辞に内閣官房も入れるようにと指示された。

さらにこれまであまり議論に入ってこなかった厚労省の上層部から、「提言を読んでも文章の構成がわからない。もともとの問題意識と、後半の施策が合っておらず、何が言いたいのか一貫性がない」と指摘されたと脇田は言う。

またメールには「専門家会議構成員として出されるのであれば仕方がないし、止まらないのだろうが、未知の感染症対策としてせっかくやれることをやっていただいてきたのに、このタイミングでこれを出すことは、全体に言い訳がましく、ネガティブに捉えられるだろう」、そう専門家たちに伝えるようにと書かれていた。

脇田は有益な指摘は受け入れ反映しつつも、「言い訳がましくネガティブ」という評価は科学者としての自分たちの立ち位置とは違うと感じた。

「役人や政府は絶対に間違ってはいけないという無謬性の問題があります。でも僕らは科学者なので、間違っていたことは反省します。反省して、それをすぐに次に生かす。だからスタンスが違うんです。何を言われようと、我々としては出すものは出すんだと思いました」

武藤はこれを「勝手にやれば」という厚労省のサインだと捉えた。これでようやく一歩前に進めると安堵するとともに、「抱きとめられる提言でなければいけない」と官僚から言われた言葉が心に浮かんだ。

「責任のない立場だったら、自分にとって気持ちいい文章を書いていればいい。だけど、官僚たちはその影響を考えたのでしょう。最初に専門家が見解を出す時に、鈴木医務技監から、『瀬戸際』という言葉はエッジが効きすぎている、と指摘された。その時私は、『だって瀬戸際でしょう』とその意味がピンときませんでしたが、ふと、それが政治家の反応も熟知した官僚には察知できるトゲなのだと気づいた。ただし、行政の考える文章のトゲと私たちのトゲは違うとも感じました」


専門家会議のトゲを最初に指摘した鈴木康裕は、それまでなかった厚労省事務次官級の医系技官のポスト「医務技監」に初めて就任した人物だった。ノルウェー初の女性首相だったブルントラントが、一九九八年にＷＨＯの事務局長になると、鈴木は彼女から一本釣りで引き抜かれる形でＷＨＯに出向し、ブルントラント体制を支える要職に就いた。

この卒業論文で専門家たちは、「ギアをチェンジすべきだ」と言っていると鈴木は捉えた。専門家が担うべき範疇《はんちゅう》を超えた部分を本来の姿に戻すべきだということ、そして法的安定性のため特措法に基づく会議体に変えるべきだという二点について会見で話せば、専門家としても役所としても一番きれいな形だと思った。

「ただし卒論を出すことは、厚労省であろうと内閣官房であろうと、みんなネガティブだと思っていました」

特に鈴木が気になったのは、文中に一項立てられた「『前のめり』になった専門家会議」という表現だった。

「自分たちがやってきたことに対してやりすぎだった、前のめりだったと言うことにも違和感がありました。さらに国民に与える印象も考えます。専門家は政府と揉《も》めていたわけでもないし、混乱をきたしたかったわけでもないのです。彼らがやりたいこと、役割分担や法的安定性を増すことに大筋反対する人はいないと思います。その二点に絞り、それ以外のことを想起させるような表現はやめたほうがいいと提案はしました。他にやるべきことはたくさんあるんだから」

だが、専門家としては「前のめり」は削れない。

「そうであれば、国の意見と混同するような形で発表すると誤解を招く。専門家会議という名義ではなく、何人かの有志がこういう意見を持っているということであればどうぞやってくださいと申し上げました」

ただし、鈴木もまた卒業論文の肝である、感染症危機管理の文化がなかったことは後悔していた。

「確かに病床にしろPCR検査体制にしろ保健所にしろ対策は後手に回っていたし、必ずしも一〇〇パーセント対応できていたわけではなかった。次の波が来た時は絶対にうまく対応できるようにしてやるぞと思いました」

だが、それを実現する前の八月七日、鈴木も三年間務めた医務技監を退任することになる。治療薬「アビガン」の承認をめぐる首相官邸の不満が退任の原因だという臆測も報道された。

「卒論」会見と専門家会議の廃止

ようやく卒業論文が発表できたのは、国会の閉会を待った六月二四日だった。記者会見を仕切った武藤は、「もしも専門家会議の名義で卒論を出していいと言われれば、厚労省の記者会見室で会見を行ったと思います。しかし、それはだめだと言われたので、ちょうど尾身先生が講演を頼まれていた日本記者クラブで会見をすることになった」と言う。

東京・内幸《うちさいわい》町にある日本記者クラブ一〇階のホールの壇上には、尾身、脇田、岡部の三人が座っていた。

「次なる波に備えた専門家助言組織のあり方について」と題された卒業論文の概要が配付された。これは私的な会見ということで、文書は厚労省や官邸のウェブサイトには掲載されることはなく、専門家有志の会としてネット公開している。

まずは脇田がこれまでの専門家会議の活動から見えた課題を説明した。

「本来であれば、専門家会議は医学的見地から助言等を行い、政府は専門家会議の提言を参考としつつ、政策の決定を行うものであるが、外から見るとわかりにくくなっていたのではないか。また、専門家による情報発信においても、あたかも専門家会議が政策を決定しているような印象を与えていたのではないかと考えます」

そして、こうした活動を通じて専門家会議に対し、「本来の役割以上の期待と疑義の両方が生じた」と脇田は言った。一部の市民や自治体からは詳細で具体的な判断や提案を専門家会議が示すことに期待が寄せられたが、その半面で専門家会議が人々の生活に踏み込んだと受け止めて警戒感を高めた人もいた、と述べた。加えて、疫学データの公表の問題なども課題として挙げた。

政府への提案としては、次の感染拡大に備え、専門家助言組織の責任範囲と役割を明確にする必要があること、政府のリスクコミュニケーションのあり方の検討、倫理的・法制度的・社会的課題（ＥＬＳＩ）など感染症対策の推進を通じて副次的に起こりうる問題を先取りして議論すべきだと話した。

この説明の中には、解散や改組の言葉は見当たらないまま、質疑応答に移った。

「五月一日の提言の際に、専門家会議の原案には、『一年以上の長期戦を覚悟する必要がある』という文言が入っていたのですが、会見後には削除されていました。これも政府や厚労省からの指摘があったということか」

記者の質問に尾身は答えた。

「政府と我々専門家とで異なることは当然ある。立場が違う。この間、専門家としてのインテグリティ、ちょっときざな言葉ですが、客観性、中立性、誠実性は守ってきたつもりだ」

卒業論文には専門家の「インテグリティ」を確保しつつ活動してきたと書かれていた。会場からは質問とは言えない、要望のような内容もあった。

「一般の人たちは政府よりも専門家のほうを信じていた。専門家会議としての見解をこれからも発信し続けていただきたい」

これには岡部が答えた。

「最初のうちは未知の病気で不明なことがたくさんあって、エビデンスもなく、今までの経験と専門的な知識をもって、ある程度の決め事をしなくてはいけない。その時に、言い方は悪いですが、素人は黙っていてくれとなる。ただずっとそういう考えが進んでいくと、独《ひと》り善《よ》がりになってくる」

予定の時間が過ぎているが、専門家はなるべくすべての質問に答えたいという意向があると司会者が言い、次の質問になった。

「西村大臣が特措法に基づく分科会を作ると会見で述べたそうです。新たな専門家助言組織というのは、そちらに移行するのか」

尾身は驚いて、脇田や岡部と顔を見合わせた。

「大臣がそういう発表をされたのですか?」

西村大臣は専門家のこの会見開始とほぼ同時刻に記者会見を開いて、「専門家会議は廃止する」と発言していた。

尾身は「私はそれは知りませんでした」と応答した。

脇田は「これからも有志の会独自の情報発信はしていくか」という質問に、「いつの間にかマイクをおいていたという形で終わっていればいいと思います。それまでは発信を続けていきたい」と言った。

岡部は最後の質問に「SARSや二〇〇九年のパンデミックがあり、また同じようなことが起きる。ただ間違いなく対策について進歩していると思います。でも、残した課題もあるので、それを解決しなければいけない。もう一回、一〇年後にパンデミックが来た時に、同じことを繰り返してはいけない」と答えた。

岡部は新型インフルエンザ対策総括会議の委員を務め、その時の報告書では、PCR検査の不足やリスクコミュニケーションなど現在に通じる問題を指摘、「予言の書」と呼ばれていた。岡部が感染研感染症情報センターのセンター長だった時にSARSが発生し、感染症対策が必要だと人員が増えた。だが数年経つと、予算を回せないからと人を減らされそうになった。削減の最終通告の直後に新型インフルエンザのパンデミックが起きた。だが、その教訓が生かされていなかった部分は多い。いつも危機が起きた時には騒ぐが、喉元すぎれば忘れていく。それではいけないと岡部は常々考えていた。

「ただあれが悪いこれが悪いと言っても何も進まない。とにかくがんばって今できることを行い、その反省を後の世代に残して次への備えを作り出す。一〇〇年に一度のパンデミックと言っているけれど、次は一〇年後か二〇年後かもしれない。後に続く人につなげることをやらなくてはいけない」

卒業論文には、議事録の扱いについても記され、過去の会議分を含めて速記録をしかるべき時期に公表するという対応を専門家側から政府に伝えた。結果として、構成員が確認した速記録を尾身と脇田が取りまとめ、一〇年間の保存期間後に国立公文書館に移管され、原則として公表されることになった。

会見場の前方端の席で、武藤や和田耕治がこの様子を見ていた。和田は、「これまでになかなか解決にまで至らなかった課題について、先輩方が闘ってくださっている。そして、それらは私たちでも解決していかなければならない」と思った。尾身、脇田、岡部は若い人たちに受け継ぐことの重要性を感じており、新しい会議体に入るように打診された時に脇田は、「若い人をぜひ入れてください」と強く厚労省に交渉した。会見はこれからの課題を、若い専門家や市民たちと共に考えようという意図もあった。

武藤は、ようやく卒業論文を発表できた安堵感の一方、西村の会見が同じ時間帯に行われていたことを知って、政府の意図について複雑な思いを感じていた。

それぞれの思いを胸に秘めて帰途についた。

*

専門家会議「廃止」の発表は物議を醸し、政府が前に出すぎた専門家を出し抜いたような印象を世間に与えた。改組は専門家からの要求であり、決定するのは政府である。専門家の意見を速やかに採用したともとれるが、同時刻にその会見を行うことは偶然であるはずがない。

この点を西村に問うと、二つ反省していることがあると言う。

「一つは廃止という言い方は強すぎた。まるで専門家の意見を聞かないような印象を与えてしまったことはすごく反省しています。すぐに『発展的移行』と訂正しました。二つめはタイミング。本当は翌日の二五日にこのことを発表するつもりだったのですが、その日に全世代型社会保障検討会議が予定されていた。要はいろいろな案件があるとニュースにもしてもらえず、伝わらないと思ったんです。それで急遽前日に会見を前倒ししたのですが、タイミングが悪かった」

その直後、国会での質問に尾身は、「専門家会議を発展的に移行するということは十分に知っていた。私が記者会見で『驚いた』と言ったのは、大臣がほぼ同じ時に会見して、廃止を発表したことについてだ」と答弁している。

尾身はこう考えていた。

「西村大臣は我々の会見をうやむやにしてやろうという意図はまったくなかったと思います。ただ、我々が会見をすることのインパクトが政権に与えるイメージを、政権の一員として大臣が考えたかどうかは私にはわかりません」

前のめりだった専門家に比して、後手だと言われた政府は、最後まで後手に回りたくなかったのだろうか。

だが、その後も政府が後手に回っているという印象は続くことになる。

次なるルビコン川

「卒論」会見の二日後の六月二六日、これまで何度もここで議論を重ねた武藤の研究室に専門家たちは集まっていた。

「写真を撮りましょう」

会議の冒頭に防衛医科大学校教授の川名明彦がそう提案し、持参したカメラを取り出した。尾身と脇田を真ん中に、オンラインで参加した人たちの顔も会議室のプロジェクターに映され、撮影をした。専門家たちの満面の笑みは、これまでに見たことがない表情だったと中山は言う。

会議に参加できなかった人たちについても、後日、武藤が卒業アルバムのように顔写真を入れる加工をして、全員が一枚の写真におさまった。

舘田は「みんな専門性が高く、個性の強い人たちだが、こうやって最後までまとまってやってこられたのは、少しでも自分の専門的な知見から貢献したいという思いがあったからだろう」と感じた。そして、「三歩先のことを言ってしまったら、誰もついてこられない。一歩でも難しい。だから我々は半歩先の方向性を示すことが責務だ」という尾身の言葉を思い出していた。理想だけではなく、現実を提案していくべきだという尾身の考えのもとに皆が力を合わせた。

「そして脇田先生は自分が出すぎず、座長としてみんなをうまくまとめながらやってこられた。人間性の力だと思います。厚労省や内閣官房の人も、外からは叩かれるが、中に入って初めて見た姿は必死に、高い能力と責任感で仕事をしていた」

一つの山を越え、荷をおろした安堵感があった。政府とのぶつかり合いや、世間からの批判、時に脅迫や訴訟など、尾身ですら「もうやってはいられない」と思うことがあったようだ。だが、尾身はこのメンバーへの信頼と結束があったからこそ、感染症対策を第一に考えて活動できたと言う。

尾身のもとには「卒論」会見後、「前のめりだなんて自分を卑下することを言わず、使命感をもって積極的にやりましたと言えばいいじゃないですか」と幾人もから連絡があったという。

「でも私は前のめりだったと認めたほうがいいと思いました。自分たちのことは反省せずに、政府への批判ばかり言っていたら自画自賛だと思われる。我々も完璧ではない、反省すべきところは改めていくと伝えたかった」

専門家会議の特徴は、この反省すべきは反省できるという点ではないだろうか。間違ってはいけないと考える政治や行政とはそこが大きく異なっていた。

政府の会議体でこのように自ら解散を申し出、「卒業論文」まで書いた組織は聞いたことがない。自由闊達《かったつ》である一方、最初から最後まで前のめりだったとも言える。

だが、本当は誰もこれで終わるとは思っていなかった。この日集まったのは、卒論発表ができる目途が立つや否や、脇田が勉強会を開こうと提案したからだ。この一カ月間の空白を一刻も早く取り返したいとの思いだった。専門家たちは、すぐに今後の感染症対策に資する提案について議論を始めた。

新宿の繁華街がホットスポットとなっていることはわかっていた。それはのちに脇田が言うように、たった一人の感染者から数十万人に広がっていったものだった。


専門家会議が正式に廃止されたのは七月三日である。政府は、新型コロナウイルス感染症対策本部を持ち回り形式で開催して専門家会議の廃止を決定。特別措置法に基づいて設置されている新型インフルエンザ等対策有識者会議の下に、新型コロナウイルス感染症対策分科会を設置した。会長は尾身、会長代理には脇田が就任した。

尾身は内々に内閣官房から「会長をやってください」と打診され、脇田も「次も続けてください」と言われていたが、他に誰が構成員になるかは知らなかったという。結果的に、専門家会議からは一二人中八人が分科会に移った。専門家会議の勉強会に参加していた都立駒込病院の今村顕史《あきふみ》、東京財団の小林慶一郎、鳥取県知事平井伸治《しんじ》など一八人が構成員となった。

厚労省にも医学の専門的な助言組織が必要だということで、もともとあったアドバイザリーボードを動かし、専門家会議のメンバー全員がそのまま残った。そして脇田たちが願ったように、次の時代を担う四〇代の研究者たちがメンバーとして参加することになった。

専門家が提言したとおり、リスク評価とリスク管理を分けることができる体制はできた。リスク評価をアドバイザリーボードが、リスク管理を分科会が担うことになった。

だが、中山は内々に送られてきた分科会の案内を見て、気を揉んでいた。分科会のメンバーになったはずの武藤の名前がなかったからだ。

内閣官房から武藤のところに、分科会のメンバーになってくださいという打診があったが、武藤は断ったという。

「自分は社会学出身で、専門家会議では一般人代表のような立場でやってきた。感染症対策には、さまざまな一般人の視点が入るべきだから辞退します」

しかし「時間もないのでぜひお引き受けいただきたい」と内閣官房は言う。

「それに、人文社会系の研究者が自分ひとりでは荷が重い。法学者とか倫理学者の委員が入らないならやりません」

そう武藤は答えて電話を切った。

ほどなくして、武藤のもとに尾身から電話がかかってきた。

「武藤さん、今から友人として話します。頼まれたわけではないんだけど、なぜ分科会に参加したくないかの理由を教えてください」

武藤は理由を説明すると、尾身はこう言い切った。

「そんなことはどうにでもなる。とにかく船を下りてしまったら何も意見が言えなくなるんだから、一緒にやりましょう」

尾身は「武藤の独特な視点が分科会には必要だ」と思っていた。武藤は「友人」としての尾身の振る舞いを見て、「次の組織での指揮官ぶりも見届けよう」と腹を括り、分科会に参加することにした。

「日本の専門家助言組織は出来事や文脈によって、何が正解かわからない。ただ、専門家会議が解散したように、政府を説得しながら絶えず見直していけばいいのではないかと思いました。専門家側に口火を切る自由を残してもらえれば、徐々に望ましい姿に近づくのではないか」

大きな挫折と粘り強い交渉の末に生まれた新たな助言組織だったが、分科会となったらすべてが解決するわけではなかった。尾身は言う。

「専門家会議は厚労省、一省庁の官僚が相手だったが、今度は国の総理と対峙することになった」

官僚から総理大臣へ。総理が一丁目一番地だと思っていることでも必要となれば疑義を具申しなければならない。

分科会がスタートしてすぐに、菅官房長官の肝いりで始められるＧｏＴｏキャンペーンへの批判の声に、安倍首相は専門家の意見を聴取する考えを示した。だが、実施そのものは既定路線であった。「始まり方は不幸だった」と尾身は言うが、しかしこれはその後に続く多難な航海の始まりでしかなかった。

専門家が踏み出したルビコン川はさらに大きく深いものとなっていた。

エピローグ――後の先

前のめりだった専門家会議解散後の八月二〇日、舘田一博が理事長を務める日本感染症学会がお台場で開かれた。N95マスクをしている参加者も見かける。ほぼ満席のなか、基調講演で尾身茂はこんな言葉を口にした。

「ウイルスという相手が攻め込んでくるのに対し、その相手の動きを見ながらなんとか凌《しの》いできた」

リスクゼロを目指すような、常時緊張を強いられる試みは長くは続けられないとして、こう語った。

「剣道では相手をコントロールして動かせて抑える、『後《ご》の先《せん》』といった言い回しがあります」

「先の先」という何事にも早く打ち込む戦略もある。だが、相手によってはそれは通じない。尾身は学生時代にのめり込んだ剣道を、六〇歳を過ぎてからもう一度再開し、四段の腕前だ。動きの速い若い人にどう勝つか。その時に、後の先、打たせてから勝つという方策を体に染み込ませようとしてきた。

尾身の「後の先」には、次のような信念があるようだ。

「自分がこうしたいと思っても、当然のことながら相手がある。それはウイルスであり、政府であり、自治体であり、市民だ。つまり自分の気持ちだけ大事にしていてはいけないということです。世の中のリアリティ、人の動き、それぞれの思いが一人ひとりにある。そういうことを知らずに、自説を唱えているだけではうまくいかない」

コロナの流行が起きてからは多忙でほとんど道場には行けていないが、朝や晩に素振りは欠かさない。剣道の師匠である小澤博が記した冊子「剣道は哲学である」を尾身は手元に置いている。ここには小澤の師匠が六〇歳を過ぎて突然思い立ち、素振り一〇〇万回を二年半かけて成就《じょうじゅ》した話が紹介されている。

「そこまで徹底した結果、名声を得るわけでもなければ、金が儲かるわけではない、さらに高い地位が得られるわけでもない」「そういう浮世の功利性とは無縁であるという意味における無償の精神、その無償の行為にひたむきに賭ける情熱がなければばならない」

小澤にこの冊子を分けてほしいと連絡すると、同封されていた手紙には尾身が多忙の合間を縫って、道場に足を運んだ時の様子が書かれていた。「会議の前に道場に立ち寄って四〇～五〇分話をして帰りましたが、さわやかな顔をしておりました。激務を熟《こな》す分科会会長の顔ではなくて、一剣士の顔でした」

尾身がもう一つ大切にしているのは、小林秀雄の『無私の精神』の言葉だ。このエッセイでは有能な人物の口癖を「御尤《ごもっと》も」と「御覧の通り」と説明している。尾身は人の意見を「御尤も」と聞いて、そして自分の仕事も「御覧の通り」と言って弁解をしない。これに加えて尾身の口癖として、「釈迦《しゃか》に説法ですが、皆さん御承知の通り」「○○さんの仰る通り」という相手の意見を認める言葉が加わる。尾身はこの精神の通り、あまり偉ぶらないし、皆が細かいことにこだわりすぎ、議論が堂々巡りするような時には怒ることも時々あるが、本当に相手をつぶすようなことはしない。メディアで批判されようとも気に留めないようだ。他人が自分のことをどう評価しようと動じる様子もない。それはなぜなのか。

「他人からの評価より大切なことがあります。自分の限りある人生で、みんなが何かその人がやるべきことをします。たまたま私はこういう仕事に就いて、微々たる力だと思うが、自分でできることをやってきた。それがポリオであり、ＳＡＲＳであり、コロナだった。それだけです。自分が正しいと主張したいわけではない。問題があれば、ただ解決したいと思っただけです」

コロナで人々が疲弊したことの一つは、政府も自治体も世の専門家たちも、自分の正しさを証明しようとしたことにあったのではないか。それはある局面では正しいだろうが、絶対的な正しさと言い切れるだろうか。「局所の最適は、必ずしも全体の最適を保証しない」と尾身は繰り返し話してきた。

「現実の動きに即して、自分を日々新たにする必要がある。それは迎合とは違う。自らを殺す部分がないとだめなのです。そして、絶対的に正しいことなんてそんなにあるわけじゃない。神しかそれは知らないいんだよ。人間は不完全な存在だ。誰だって自分が他の人より物事をよく理解している、正しいと思ってしまう。私にだってそういうところはある。だけど、一〇〇パーセント正しい人もいないのと同様に、一〇〇パーセント間違っている人もいない」

尾身の考えは、時に「忖度」だとか「御用学者」と呼ばれることもあった。だが、どうしても言わなければいけないと思った時は、専門家会議や諮問委員会、分科会の開催される直前まででも、政府や大臣との交渉も重ねた。

「いくら総体として人は間違うといっても、『ここだけはやったほうがいい』と思う時はある。本質的に大事なところ、ここは絶対に譲らないほうがいいという部分がある。それについてはかなり主張しました」

それでも、人に勝とうとはしない。全体が結果として前進することが最も重要だと思っている。そして、「問題が起こることは当たり前で、平穏な人生などそもそもない」と語った。

このウイルスは人の行動変容が鍵となる。そして政府と科学が対立していては、実際の対策に結びつかない。そういう局面で人を動かすのは、合理性に加え、呼びかける側の人格でもあるのかもしれない。

「今だからもう言っていいですかね」

尾身は、自分からはそれまで語ろうとしなかった二〇〇三年二月の話をした。

SARSが猛威をふるっていた頃、尾身はWHO西太平洋地域事務局長だったが、翌年には二期目の選挙を控えていた。その頃、中国からSARSに関するWHOと中国政府の共同の会議を北京で開きたいと提案があったという。

「ポリオでも付き合いがありましたし、私はそれまで中国との関係は悪くなかった。だが、もし会議を開催するのであれば、広東省の疫学情報を会議で全部共有してくれること、そしてWHOの専門家チームの広東省への派遣を条件にしました。その二つの条件が満たされなければ、単なるポリティカルショーになってしまう。各国の感染症対策をしている人を現場から引き剝《は》がして、しかもSARSが流行している北京にわざわざ感染リスクを負ってまで行かせる意味がなくなってしまうからです」

中国はその条件をのむことはできないと反発。そして、「次の選挙は尾身には投票しない」と暗にほのめかすメッセージが届いたという。だが、尾身はそれに屈せず、「どうぞ」と答えた。

「選挙を理由に脅されたからといって、条件を棚上げすることはできない」

結局、会議の開催を尾身は認めなかった。さまざまな対策を行ったが、中国での感染状況は収まることなく、香港と広東省への渡航延期勧告を出さざるをえない事態になった。

翌年の地域事務局長二期目の選挙は、SARS制圧の圧倒的な尾身の実績もあり、対立候補が擁立されることなく当選。だが、二〇〇六年、WHO事務局長の選挙に立候補した尾身は、中国が擁立したマーガレット・チャンに敗北を喫する。

「中国は私が事務局長になるのを快く思わなかったのかもしれません。でもだからといって、自分のためにあの時、中国に忖度しておけばよかったとは一切思いませんでした。WHOの役職も、現在の新型コロナ対策分科会会長の立場も、言ってみれば公的な立場です。そうであれば、自分のことを優先するなんてことは絶対にできない」

感染症に対しては、いろいろな地域で協力し、手を携えていくことが肝要である。

今の日本の政治家はどうでしょうと尋ねると、尾身は「それはわからない。しかしリアリティを見据えなければどうにもならない」と言った。

尾身の座右の銘の一つにこのような言葉がある。

〈天が下のすべての事には季節があり、すべてのわざには時がある。
生まるるに時があり、死ぬるに時があり、植えるに時があり、植えたものを抜くに時があり、
殺すに時があり、いやすに時があり、こわすに時があり、建てるに時があり、
泣くに時があり、笑うに時があり、悲しむに時があり、踊るに時があり……〉

（『旧約聖書』「伝道の書」第三章）

「座右の銘というと、普通は『人事を尽くして天命を待つ』とか、『九九パーセントの努力と一パーセントのひらめき』とか、努力を推奨するものが多い。だけど、この『旧約聖書』の言葉には、人間の個々の気持ちなど歯牙《しが》にもかけないリアリティの強さがある。人間の努力ではどうにもならない大きなものがあるという感覚です」

だが、それは運命論では終わらない。

「植えるに時あり、泣くに時ありと言ったたって、じゃあ誰がその時を決めるか問いかけられているように思います。神様はそれを言ってくれない。そこはリスクを負って、責任を負って、自分が決めていくしかない」

人間の努力でどうにもならない現実と、しかし宗教的な運命論で終わらない複雑さの中に、この世のリアリティはあると尾身は考え、感染症とも向き合ってきた。

「すべてのわざに時があるならば、その都度、『これはその時か』を判断するしかない」

神にしか見えない細い糸の先にある正解を、尾身は専門家の仲間たちと探し求めてきた。「その時」を探し求める道はいまだ続いている。

あとがき

専門家が語ったルビコン川は、あらかじめそこにあった不動のものではない。河口から上流に遡っていくと、はるか遠くの分水嶺にたどり着く。そこからどちらの側に水が流れ込むかで、命運は変わっていく。

屹立《きつりつ》する分水嶺とは何だったのか。政治と科学、市民の関係について、急流を逆行するかのような取材だった。

専門家会議のドキュメントの執筆を正式に尾身茂氏から許可いただいたのは、専門家会議解散後の二〇二〇年七月だった。ＧｏＴｏキャンペーンをめぐり、尾身氏は当初からこの事業には反対していたにもかかわらず、「旅行自体には問題ない」という言葉だけが切り出されて、批判の矢面に立たされていた。

私は昨年の二月下旬に、最初に尾身氏を取材した。当時私は、このウイルスの全容が見えず、政府の発表も情報不足で、マスクや消毒液も足りず、不安の中にいた。専門家会議ができたことは知っていたが、最初は何をしているかもよくわからなかった。そんな時に、厚生労働省から大きな反対にあいながらも、「見解を出さないというチョイスはない」と尾身氏が最初のルビコン川を渡ろうとした場面に立ち会った。そこには今が感染を防ぐ瀬戸際だと必死に水の流れを変えようとした専門家の姿があった。

それからは専門家のところに通い詰めた。尾身氏にはオフィスだけではなく、すっかり日も暮れた東京大学医科学研究所での会合の帰路、あるいは休日の人の少ないスポーツジムの片隅でも話を聞いた。脇田隆字氏は、専門家会議座長の役職に加え、国立感染症研究所所長、厚生科学審議会感染症部会部会長とを兼ねる多忙な日々だったが、幾度伺っても嫌な顔ひとつせず話をしてくれ、だが取材が終わったあとはいつも走って次の会議に向かっていった。その他にも、いつも丁寧に誠実に取材に答えてくださった専門家の方々、睡眠が三時間しかとれないなかで時間を捻出してくれた厚労省の行政官たち、大臣や知事、自治体の職員など、多くの方々に取材の機会をいただいた。ここで一人ひとりのお名前を挙げることはしないが、コロナ対策の最前線にありながら、貴重な時間を割いて取材に応じてくださった皆様に心から深く御礼申し上げる。

本書ではできる限り、私の存在や考えを文中に出すことなく、それぞれの取材相手の方の葛藤や思考を記録するように努めた。発言部分は正確を期すため取材を受けてくださった方々に確認の労もとっていただいた。多忙ななか、そのような手間をいただいたことにも心より感謝申し上げる。

私はノンフィクションを書きながら、二〇一九年から遺伝性疾患の差別問題を研究するために社会人大学院生として、武藤香織氏に教えを乞うてきた。だが、この取材は研究とは一切関係なく、ノンフィクションの一書き手として行った。ただ、このような偶然の符合もまた、自分の目でその一端を見た専門家の姿を記したいという思いにつながったことは間違いない。一〇年前の東日本大震災の時に『方丈記私記』を再読したが、長く眠っていた本を、コロナ禍でもまた開くことになった。

宮崎駿氏は、『方丈記』についてこう述べている。

「長明は、書いて死んだだけではない。『方丈記』を持って京の町に下りていって、『今度こういうものを書いたんだよ』と言って写させ」、だから「『方丈記』が残り、地面の上からものを見た人の記録、歴史が残っている」(宮崎他『堀田善衞を読む』)。

本書は専門家や行政側の視点が中心であり、それぞれの現場、それぞれの生活により見える景色は当然異なる。ここで記録した専門家の葛藤をどう考えるかは、私たち市民に委ねられているとも言えるだろう。専門知のあり方や政治と科学の葛藤は、専門家だけに任せておく問題ではなく、私たち市民が主体的に問い続けていくものだと感じるからだ。

それぞれが自分の考えを自由に発言し、さまざまな意見に耳を傾けるからこそ、「神のみぞ知る」細い道を探し求めることができる。

本書の元となる文章は『世界』二〇二〇年一〇月号から二〇二一年三月号まで連載した。編集長の熊谷伸一郎氏、大山美佐子氏には連載開始から単行本までずっと伴走いただいた。

連載していた文章を本にまとめようと思うと尾身氏に打診すると、「時の経過に耐える作品が残ることを期待しています」と返事があった。

もしこの拙い作品を通して読者に汲み取ってもらえるものが何かあるとしたら、それはすべて取材に応じてくださった専門家を始めとする方々のお力添えの賜物である。

ここに記して感謝します。

河合香織

二〇二一年二月

関連事項カレンダー
（2020 年 1 月～6 月）

2019 年 12 月 31 日

中国・武漢市衛生健康委員会が原因不明の肺炎発生を発表.

中国政府，WHO 中国事務所に報告

（注：＊印は、専門家会議の持ち回り開催を示す）

1月

1 水	〈元旦〉
2 木	
3 金	
4 土	
5 日	WHO，中国・武漢での原因不明の肺炎発生を発表
6 月	
7 火	
8 水	
9 木	
10 金	
11 土	
12 日	
13 月	〈成人の日〉
14 火	
15 水	日本国内初の新型コロナ感染者確認(武漢滞在歴あり)
16 木	
17 金	
18 土	
19 日	
20 月	
21 火	
22 水	
23 木	中国・武漢にて都市封鎖開始
24 金	
25 土	
26 日	
27 月	
28 火	北海道で武漢からの旅行者の感染確認
29 水	武漢からチャーター便第1便帰国
30 木	政府，新型コロナウイルス感染症対策本部設置(本部長，安倍首相). WHO，緊急事態宣言
31 金	

２月

1 土	香港政府，ダイヤモンド・プリンセス号乗客の新型コロナ感染を発表．日本政府，新型コロナウイルス感染症を指定感染症に指定
2 日	
3 月	ダイヤモンド・プリンセス号，横浜港大黒埠頭に到着．検疫開始
4 火	
5 水	
6 木	
7 金	第 1 回新型コロナウイルス感染症対策アドバイザリーボード開催
8 土	
9 日	
10 月	第 2 回新型コロナウイルス感染症対策アドバイザリーボード開催
11 火	〈建国記念の日〉
12 水	
13 木	神奈川で国内初の死者．東京，千葉，和歌山で感染経路不明の感染者
14 金	新型コロナウイルス感染症対策専門家会議設置．北海道で初の国内感染事例
15 土	東京で最初の集団感染，和歌山で院内感染の可能性
16 日	第 1 回専門家会議開催
17 月	
18 火	
19 水	第 2 回専門家会議開催．ダイヤモンド・プリンセス号，陰性者の下船開始
20 木	ダイヤモンド・プリンセス号乗客の初の死者
21 金	イタリアで感染拡大，初の死者
22 土	
23 日	〈天皇誕生日〉
24 月	第 3 回専門家会議開催，初の見解発表．人と人との距離への注意喚起，「この 1～2 週間が瀬戸際」
25 火	厚労省にクラスター対策班設置
26 水	安倍首相，大規模イベントの自粛を主催者に要請
27 木	安倍首相，全国の小中高校に 3 月 2 日からの一斉休校を要請
28 金	鈴木直道北海道知事，北海道に独自の緊急事態宣言発出
29 土	第 4 回専門家会議開催*．大阪，ライブハウスで集団感染確認．アメリカで感染拡大，初の死者

3月

1日	
2月	第5回専門家会議開催*，2回目の見解発表．軽症者からの感染を指摘
3火	
4水	
5木	
6金	
7土	
8日	
9月	第6回専門家会議開催，3回目の見解発表．3本柱の戦略を提案
10火	
11水	WHO，パンデミックを宣言
12木	
13金	改正新型インフルエンザ等対策特別措置法成立
14土	
15日	
16月	
17火	第7回専門家会議開催*，欧州等からの帰国者に2週間の健康観察をするよう厚労省に要望
18水	
19木	第8回専門家会議開催，「状況分析と提言」発表．北海道緊急事態宣言終了．吉村洋文大阪府知事，大阪・兵庫の往来自粛要請
20金	〈春分の日〉
21土	
22日	
23月	東京・永寿総合病院で新型コロナ患者確認，以降大規模院内感染に
24火	東京オリンピック・パラリンピック延期決定
25水	小池百合子東京都知事「感染爆発の重大局面」として夜間・週末の外出自粛要請
26木	第9回専門家会議開催*
27金	新型インフルエンザ等対策有識者会議基本的対処方針等諮問委員会(第1回)開催
28土	
29日	志村けん氏，新型コロナウイルス感染症により死去
30月	
31火	

4月

1 水　第10回専門家会議開催．安倍首相，全世帯に布マスク配布の方針表明
2 木
3 金
4 土
5 日

---

6 月
7 火　7都府県に緊急事態宣言発出(埼玉，千葉，東京，神奈川，大阪，兵庫，福岡)．5月6日まで
8 水　武漢の都市封鎖解除
9 木
10 金
11 土
12 日

---

13 月
14 火
15 水
16 木　緊急事態宣言を全国に拡大
17 金
18 土
19 日

---

20 月
21 火
22 水　第11回専門家会議開催，「人との接触を8割減らす，10のポイント」呼びかけ
23 木
24 金
25 土
26 日

---

27 月
28 火
29 水　〈昭和の日〉
30 木

5月

1金	第12回専門家会議開催，緊急事態措置を踏まえた感染状況の評価
2土	
3日	〈憲法記念日〉
4月	〈みどりの日〉 緊急事態宣言を5月31日まで延長．第13回専門家会議開催，緊急事態措置を踏まえた感染状況の評価，行動変容に関する提言
5火	〈こどもの日〉
6水	
7木	
8金	
9土	
10日	
11月	
12火	
13水	
14木	緊急事態宣言を一部解除(39県．除：北海道，関東4都県，関西3府県)．第14回専門家会議開催，緊急事態措置の解除と再指定の考え方を示す
15金	
16土	
17日	
18月	
19火	
20水	
21木	緊急事態宣言を一部解除(大阪，京都，兵庫)
22金	
23土	
24日	
25月	緊急事態宣言をすべて解除(北海道，埼玉，千葉，東京，神奈川)
26火	
27水	
28木	
29金	第15回専門家会議開催，国にモニタリング体制，医療提供体制，保健所機能などの課題を指摘
30土	
31日	

6月

1月	
2火	
3水	
4木	
5金	
6土	
7日	
8月	
9火	
10水	
11木	
12金	第16回専門家会議開催*，退院基準の見直しについて
13土	
14日	
15月	
16火	
17水	
18木	
19金	第17回専門家会議開催*，医療提供体制確保について
20土	
21日	
22月	
23火	
24水	専門家会議構成員，会見にて「次なる波に備えた専門家助言組織のあり方について」公表．西村康稔大臣，専門家会議廃止を発表
25木	
26金	
27土	
28日	
29月	
30火	

7月3日　専門家会議正式廃止．新型コロナウイルス感染症対策分科会設置

河合香織

1974年生まれ．ノンフィクション作家．
2019年『選べなかった命——出生前診断の誤診で生まれた子』(文藝春秋)で大宅壮一ノンフィクション賞，新潮ドキュメント賞受賞．2009年『ウスケボーイズ—日本ワインの革命児たち』(小学館)で小学館ノンフィクション大賞受賞，その他の著作に『セックスボランティア』(新潮社)，『帰りたくない——少女沖縄連れ去り事件』(新潮社)，『絶望に効くブックカフェ』(小学館)など．

分水嶺　ドキュメント コロナ対策専門家会議

2021年4月6日　第1刷発行
2021年7月15日　第5刷発行

著　者　河合《かわい》香織《かおり》

発行者　坂本政謙

発行所　株式会社 岩波書店
〒101-8002 東京都千代田区一ツ橋2-5-5
電話案内 03-5210-4000
https://www.iwanami.co.jp/

印刷／製本・法令印刷

ISBN 978-4-00-061466-5　　Printed in Japan